U0389290

临床体液细胞
AIE荧光染色图谱

主　审　唐本忠　王　前

主　编　司徒博　闫立志　郑　磊

科学出版社

北京

内 容 简 介

体液细胞形态学分析是临床实验室最重要且实用的体外诊断技术之一。本书从临床实际工作出发，介绍一种编著团队自主研发的新型AIE细胞荧光染色技术并展示其在浆膜腔积液、肺泡灌洗液、尿液和脑脊液等体液样本中的大量细胞荧光染色照片，结合实际临床病例与传统化学染色形态对比，系统介绍基于该荧光染色技术的细胞、结晶等有形成分的形态学特点与临床价值，以期为推动临床体液细胞形态学研究与临床应用提供新方法与实践经验。本书图例涵盖常见临床体液样本常见有形成分，内容全面，实用性强，适用于检验、病理及临床医务工作者与研究者，也能为从事荧光生物成像的科学研究与技术开发人员提供借鉴。

图书在版编目(CIP)数据

临床体液细胞AIE荧光染色图谱/司徒博，闫立志，郑磊主编. -- 北京：科学出版社，2022.7
ISBN 978-7-03-071801-3

Ⅰ. ①临… Ⅱ. ①司… ②闫… ③郑… Ⅲ. ①体液-荧光-染色(生物学)-图谱 Ⅳ. ① R331.5-64

中国版本图书馆CIP数据核字（2022）第 042272 号

责任编辑：程晓红 / 责任校对：张 娟
责任印制：赵 博 / 封面设计：吴朝洪

科 学 出 版 社 出版
北京东黄城根北街16号
邮政编码：100717
http://www.sciencep.com

三河市春园印刷有限公司 印刷
科学出版社发行 各地新华书店经销
*

2022年7月第 一 版 开本：787×1092 1/16
2022年7月第一次印刷 印张：9 3/4
字数：228 000
定价：108.00 元
（如有印装质量问题，我社负责调换）

编著者名单

主　审　唐本忠　王　前

主　编　司徒博　闫立志　郑　磊

副主编　孙德华　许绍强　宋　强

编　者　（按姓氏笔画排序）

　　　　　叶昕怡　南方医科大学南方医院

　　　　　司徒博　南方医科大学南方医院

　　　　　许绍强　广东三九脑科医院

　　　　　孙德华　南方医科大学南方医院

　　　　　闫立志　南方医科大学南方医院

　　　　　吴志成　北京大学深圳医院

　　　　　何　婧　浙江省人民医院

　　　　　何永建　南方医科大学南方医院

　　　　　何佰蓉　南方医科大学南方医院

　　　　　何晓静　南方医科大学南方医院

　　　　　宋　强　内蒙古包钢医院

　　　　　张　静　南方医科大学南方医院

　　　　　陈　旭　广州医科大学附属第一医院

　　　　　陈斯杰　卡罗琳医学院刘鸣炜复修医学中心（中国香港）

　　　　　尚　敬　内蒙古包钢医院

　　　　　庞星阳　内蒙古包钢医院

　　　　　郑　磊　南方医科大学南方医院

　　　　　钟　源　南方医科大学南方医院

　　　　　高　蒙　华南理工大学

陶马良　南方医科大学南方医院

梅建刚　南方医科大学南方医院

曹楠楠　广东省中医院

韩云鹏　广东三九脑科医院

虞　飞　包头市肿瘤医院

序 一

燃聚集之光，显疾病之迹

人类对微观世界的探索从未停止。细胞作为生物体的基本构成单元，一直是生命科学与医学研究的焦点。利用荧光成像技术实现特定细胞微观结构和功能的可视化，是生命科学研究与疾病诊断的重要手段。荧光探针是细胞荧光成像的核心，研发新的荧光探针，是发展细胞荧光成像新技术的研究前沿与关键。

具有聚集诱导发光（aggregation-induced emission，AIE）特性的荧光探针在生物成像中具有独特的优势。很高兴看到本书著者团队经过自主研发、反复优化及大量临床实践，研发出一系列新型AIE荧光探针，并系统展示其在临床体液细胞形态学识别中的应用价值。本书包含了著者工作多年精心拍摄的浆膜腔积液、肺泡灌洗液、脑脊液等体液标本中的数百张细胞荧光染色照片，结合实际临床病例与传统化学染色方法对比，系统总结出不同有形成分的形态特点，为临床体液细胞学分析提供了全新手段。

本图谱是难得一见的兼具科学性、艺术性及实用价值的细胞形态学专著：利用AIE特性研发全新的细胞荧光染色技术体现其科学性；从荧光视角呈现细胞微观世界为其艺术之美；鉴别体液细胞类型助力疾病的诊断为其临床实用性。相信这部倾注著者大量心血的书籍，能为广大医务工作者、研究者及荧光生物成像的科技人员提供有益借鉴。

唐本忠

中国科学院院士

香港中文大学（深圳）教授

2022年1月25日

序 二

细胞形态学检验是通过对人体血液、体液、分泌物和灌洗液等样本进行显微分析，获取细胞的结构、数量与类型等信息，从而为疾病的诊断、分型、疗效观察及复发监测提供依据的实验诊断方法。由于其可视化、直观、简便，细胞形态学检验一直是医学诊断不可或缺的重要手段，其中又以发现具有特征性诊断信息的细胞（如体液中的恶性肿瘤细胞）最具临床价值。

染色是细胞形态学分析的基础。由于多数细胞在光学显微镜下无色透明，染色是使细胞从不可见变为可见的前提。利用染色后观察染料在不同细胞内的分布差异规律，是细胞类型与功能识别的依据。目前，以瑞氏-吉姆萨（Wright-Giemsa）复合染色液（1902年发明）、苏木精-伊红（HE）复合染色液（1876年发明）、过氧化物酶（POX）染色（1909年发明）为代表的染色技术已在临床上应用了一百余年，为细胞形态学发展奠定了坚实基础。然而，它们在特异性、细胞功能指示以及分辨率等方面的局限性使其难以满足研究与临床精准诊疗发展的新需求。

开发新的染色方法是细胞形态学发展的突破口。然而，目前的形态学检验多聚焦临床经验的总结，细胞染色技术的原创性基础研究显得不足，适用于临床实践的染色新技术开发更是难见。对此，本书编者利用细胞生物学特点，结合聚集诱导发光分子的独特优势，自主研发出一种全新的细胞染色技术。难能可贵的是，本书通过分析大量真实临床样本，梳理该染色技术在不同类型细胞中的分布规律，结合数百张高清细胞显微拍摄照片，系统总结出该染色技术的临床应用要点，并挖掘出其在细胞鉴定，尤其在体液恶性肿瘤细胞甄别中的独特优势。

　　本书是学科交叉、基础与临床融合的创新成果，是实验诊断专著中的一抹新绿。我为该书的出版感到由衷的高兴，相信它可为细胞形态学检验的临床实践与创新发展提供有益借鉴。

二级教授

广东省高等学校教学名师

南方医科大学检验医学学科带头人

2022 年 1 月

前 言

体液细胞形态学分析是临床上一项重要的实验诊断技术。通过显微镜观察，可以准确识别各类细胞及其他有形成分，为临床疾病诊断、病情监测、药物疗效和预后判断提供依据。细胞染色是形态学分析的关键步骤和必要前提，未染色的细胞在光学显微镜下不易被识别，为了分析细胞的具体结构、鉴别细胞种类，需要利用染料对细胞进行染色。不同染色物质赋予细胞的各类形态特征，使得细胞易于辨认，这也构成了细胞形态学的识别基础。发展新的细胞染色技术，有助于从新的角度认识细胞，从而推动体液细胞形态学的研究和新的应用。

聚集诱导发光（aggregation-induced emission，AIE）是由我国科学家原创并引领的科技前沿技术，具有AIE的特性荧光探针在细胞成像中具有高空间分辨率、高荧光强度、免洗、易于设计等优点。《临床体液细胞AIE荧光染色图谱》编著团队经多年研究与摸索，自主研发出一种具有AIE特性的染料，并由此开发出一种新型细胞荧光染色技术，发现其在体液细胞中具有染色快速、操作简便等特点，特别是在一些异常成分，如恶性肿瘤细胞、特殊管型、微生物的判别中具有独特的优势。本书编著团队在研究该染色技术的过程中，萌生出将镜检图像拍摄成照片并整理成图谱的想法，于是组织全国多名细胞形态学专家，收集多种体液样本，包括浆膜腔积液、肺泡灌洗液、脑脊液、尿液等，进行荧光染色并拍摄数千张高清细胞荧光染色图片，结合典型的临床案例，与传统染色方法对比分析，总结出此种荧光染色方法的适用范围、染色效果、细胞形态特征以及荧光染色的影响因素及注意事项等。

全书共六章，第一章主要介绍体液细胞形态学检验概论，第二章主要介绍细胞荧光染色原理与染色技术，第三章至第六章分别介绍了AIE荧光染色在不同种类标本中的应用。本书具有如下特色：首先，本书介绍的荧光AIE染色技术是经过本书编著团队自主研发、反复改良并用于临床实践的新技术。其次，本书所有图例均来自临床样本，标本种类丰富，涵盖了多种常见及罕见疾病。再次，本书编著团队在拍摄图片时借助了高清设备，使得书中图片非常清晰、颜色对比明显并配有简练文字，便于读者理解。此外，本书不仅介绍了AIE荧光染色在不同标本中的应用,还验证了各类细胞的染色效果并与传统的瑞-吉染色图像进行对比分析,有利于检验人员更好地认识和掌握该染色技术下细胞的形态特征。

由于体液标本种类多,细胞形态更是千变万化,加上编写工作量大、作者水平有限,书中内容难免存在不足之处,恳请广大读者批评指正。

司徒博　闫立志　郑　磊

2022年1月15日

目　　录

第一章　体液细胞形态学检验概论 ··· 1

第一节　体液细胞形态学分析及其临床意义 ··· 1

一、基础知识 ·· 1

二、体液标本常用的制片方法 ·· 2

三、体液标本常用的染色方法及其适用范围 ··· 2

第二节　体液细胞形态学检验流程 ··· 5

一、浆膜腔积液细胞形态学检验流程 ·· 5

二、支气管肺泡灌洗液细胞形态学检验流程 ·· 6

三、尿液细胞形态学检验流程 ·· 7

四、脑脊液细胞形态学检验流程 ··· 7

第二章　细胞荧光染色原理与染色技术 ·· 9

第一节　荧光成像概述 ··· 9

一、荧光现象及其原理 ··· 9

二、荧光显微成像技术 ··· 10

第二节　常用细胞荧光染色技术 ·· 13

一、免疫荧光染色 ·· 13

二、有机小分子探针荧光染色 ·· 14

第三节　体液细胞AIE荧光染色技术 ·· 17

一、AIE探针简介 ··· 17

二、染色步骤 ··· 17

三、染色效果 ··· 18

四、荧光染色的影响因素及其注意事项 ·· 18

第三章　浆膜腔积液荧光染色图例 ·· 20

第一节　概述 ·· 20

一、基本概念 ··· 20

二、浆膜腔积液细胞形态学检验的临床意义 ··· 20

三、AIE荧光染色在浆膜腔积液细胞形态学检验中的应用 ·············· 21

第二节 浆膜腔积液荧光染色图例 ······························· 21

一、浆膜腔积液非肿瘤细胞 ······························· 21

二、浆膜腔积液肿瘤细胞 ······························· 27

第三节 病例分析 ······························· 41

第四章 支气管肺泡灌洗液荧光染色图例 ······························· 77

第一节 概述 ······························· 77

一、支气管肺泡灌洗液基本概念 ······························· 77

二、支气管肺泡灌洗液细胞形态学特点 ······························· 77

三、支气管肺泡灌洗液形态学检查的临床意义 ······························· 77

第二节 支气管肺泡灌洗液荧光染色图例 ······························· 78

一、支气管肺泡灌洗液非肿瘤细胞 ······························· 78

二、支气管肺泡灌洗液肿瘤细胞 ······························· 91

三、支气管肺泡灌洗液非细胞成分 ······························· 93

第三节 病例分析 ······························· 95

一、呼吸系统炎症病例分析 ······························· 95

二、肺部肿瘤病例分析 ······························· 96

第五章 尿液有形成分荧光染色图例 ······························· 97

第一节 尿液细胞荧光染色图例 ······························· 97

一、白细胞与红细胞 ······························· 97

二、上皮细胞 ······························· 101

三、尿液肿瘤细胞 ······························· 111

第二节 尿液管型荧光染色图例 ······························· 112

一、透明管型 ······························· 112

二、颗粒管型 ······························· 114

三、细胞管型 ······························· 115

四、蜡样管型 ······························· 117

五、宽大管型 ······························· 118

六、其他种类的管型 ······························· 119

第三节 其他有形成分荧光染色图例 ······························· 120

一、细菌与真菌 ······························· 120

二、结晶 ······························· 122

三、其他有形成分 ······························· 124

第四节 病例分析 ······························· 125

一、泌尿系统炎症病例分析 ････････････････････････････････ 125

二、肾病病例分析 ････････････････････････････ 126

三、泌尿系统肿瘤病例分析 ････････････････････ 127

第六章　脑脊液荧光染色图例･･･････････････････････ 129

第一节　概述 ････････････････････････････ 129

一、脑脊液概念 ････････････････････････････ 129

二、脑脊液细胞形态学特点 ････････････････････ 129

三、脑脊液细胞学检查的临床意义 ････････････ 129

第二节　脑脊液细胞荧光染色 ････････････････ 130

一、脑脊液非肿瘤细胞荧光染色 ････････････････ 130

二、脑脊液肿瘤细胞荧光染色 ････････････････ 132

第三节　病例分析 ･･･････････････････････････ 136

一、胃癌脑转移病例 ･････････････････････････ 136

二、肺癌脑转移病例分析 ････････････････････ 137

三、髓母细胞瘤病例分析 ････････････････････ 137

参考文献････････････････････････････････････ 139

第一章

体液细胞形态学检验概论

第一节 体液细胞形态学分析及其临床意义

一、基础知识

（一）体液及体液细胞形态学检验

1.体液 是指人体内的液体，由水、无机盐及有机物一起构成。水是体液中的主要成分，也是人体内含量最多的物质。体液广泛分布于机体细胞内、外，细胞内液是物质代谢的主要部位，细胞外液则是机体细胞生存的内环境。保持体液的动态平衡，是保证细胞正常代谢、维持各种器官生理功能的必需条件。

2.体液检验 包括理化检验、生化检验、细胞形态学检验及其他特殊检验等，其中细胞形态学检验对疾病的诊断、病情的监测、药物的疗效及预后具有重要的临床意义。

3.体液细胞形态学检验 是研究体液中细胞及其他有形成分显微结构的一项技术。体液中的细胞种类丰富，形态多变，可以通过细胞排列、大小、形状、核质比、胞质量及内容物、染色质及核仁等方面综合分析，鉴别细胞种类。

（二）体液标本的种类

1.浆膜腔积液 包括胸腔积液、腹水、心包积液及鞘膜积液，其中以胸腔积液及腹水标本最为常见，积液常通过浆膜腔穿刺与引流采集。

2.呼吸系统相关的体液标本 包括痰液、支气管肺泡灌洗液、支气管冲洗液及气管刷片等。痰液标本主要用自然咳痰法留取，留取前医护人员需告知患者注意事项，通常以清晨第一口痰（肺、气管深处的）作标本最适宜。用于细胞学检查的标本以09：00～10：00留取为宜。支气管肺泡灌洗液是利用纤维支气管镜，对肺段和亚肺段进行灌洗后获得的标本。

3.消化系统相关的体液标本 包括胃液、胆汁、十二指肠液等，虽然该类标本在临床比较少见，但其包含的内容丰富，也可以发现异型细胞或肿瘤细胞。

4.尿液 用于有形成分分析及脱落细胞学检查。尿液标本包括晨尿或二次晨尿、计时尿及膀胱冲洗液等。

5.穿刺液 包括淋巴结穿刺液、囊肿或脓肿穿刺液、肿物穿刺液或肺穿刺液。

6.分泌物 包括阴道分泌物、耳道分泌物、鼻腔分泌物、乳腺分泌物等。

7.脑脊液　可反映中枢神经系统疾病，主要通过腰椎穿刺等方式采集。

8.其他常见的体液标本　包括关节腔积液、精液、前列腺液等。

（三）体液细胞形态学检验的临床意义

由于体液标本相对容易获得，体液细胞形态学检验成为经典的医学检验方法，在疾病诊断方面有重要的临床意义。

1.良、恶性积液的判断　良性积液有核细胞数量较少，以淋巴细胞及巨噬细胞为主。恶性积液可检出异型细胞或肿瘤细胞，而且细胞种类丰富，形态各异。

2.炎性积液的辅助诊断　炎性积液有核细胞数量增多或明显增多，以中性粒细胞为主，其他种类细胞出现不同程度的增高。

3.病原学初步筛查　在无菌性体液中发现细菌或真菌时，在排除污染的情况下，可考虑感染，确诊需结合微生物培养鉴定。此外，体液标本中发现寄生虫成虫或虫卵是寄生虫病诊断的关键依据。

4.其他疾病的辅助诊断　由于体液标本种类丰富，所包含的细胞等有形成分不同，其临床意义也各不相同。

二、体液标本常用的制片方法

体液标本常用的制片方法包括手工制片法及仪器制片法。其中，手工制片法有推片法、涂抹法、压拉法。在实际应用中应根据标本性状合理选择制片方法，首选推片法。不同种类的标本可多种方法相结合，以提高异常成分的检出率。

1.推片法　是体液标本最常用的制片方法，适用于无黏液的标本或离心沉淀浓度适中的体液标本，制片方法同外周血涂片。取1滴离心或已预处理的标本，置于载玻片的右侧端，推片与载玻片成30°～45°夹角，注意推片速度和角度，涂片头、体、尾清晰，薄厚适度，推片长度2～4cm，制作涂片4～6张。

2.涂抹法　适用于有黏液或有絮状物的标本。用洁净小棒将标本均匀涂抹于载玻片上，涂片动作应轻柔，同方向涂抹，不要反向涂抹。

3.压拉法　适用于有黏液的或不易推片的标本。选少许黏液絮状物，置于一张载玻片上，取另一张载玻片盖于标本之上，稍加压力均匀压开后，反向水平拉开，即成两张厚薄均匀的涂片。

4.细胞离心涂片机制片　适用于有形成分较少或离心沉淀浓度较低的标本，采用细胞离心涂片机制片，须按仪器操作说明书规范操作。利用该种方法制作的涂片细胞分布均匀，结构清晰，利于形态辨识，可提高病变成分检出率。若标本浓度较高或有核细胞数显著增多时，可适当多留一些上清液或使用生理盐水稀释标本。

三、体液标本常用的染色方法及其适用范围

体液标本应根据检验目的不同选用适宜的染色方法。体液细胞形态学检验最为常用的染色方法是瑞氏染色或瑞-吉染色、苏木精-伊红染色、巴氏染色，异型细胞及微生物鉴别还可结合其他染色技术（表1-1）。

表1-1 常用体液细胞染色方法

染色方法	内容
常用染色	瑞氏染色、瑞-吉染色、苏木精-伊红染色、巴氏染色等
细胞化学染色	普鲁士蓝染色、糖原染色、酶类染色、苏丹Ⅲ染色等
免疫细胞化学染色	免疫荧光法、免疫酶标法、免疫胶体金法等
其他病原微生物染色	革兰氏染色、抗酸染色、六胺银染色、墨汁染色等

（一）瑞-吉染色

瑞-吉染色（Wright-Giemsa staining）是由瑞氏染色和吉姆萨染色相结合的复合染色法，其A液含甲醇和复合染色液，兼顾涂片固定和染色的作用，其B液为磷酸盐缓冲液。瑞氏染液是由酸性染料伊红和碱性染料亚甲蓝组成的复合染料，溶于甲醇后解离为带正电的亚甲蓝和带负电的伊红，可对细胞核及细胞质着色。吉姆萨染液溶于甲醇后解离为带正电的天青和带负电的伊红，对细胞质着色能力较强，能显示细胞质嗜碱性程度，特别是对于细胞质中的嗜天青、嗜酸性和嗜碱性颗粒的着色清晰，但对核结构着色不佳。

瑞-吉染色在体液细胞形态学检验中应用包括：①用于有核细胞的分类；②用于标本中的良性细胞、异型细胞及肿瘤细胞的鉴别；③淋巴瘤细胞及白血病细胞的鉴别；④可以发现细菌或真菌等。

（二）苏木精-伊红染色

苏木精-伊红染色（hematoxylin and eosin staining，HE），简称HE染色，是组织病理学最常用的染色方法。苏木精是一种天然染料，与铝结合后形成带正电荷的蓝色色精，呈碱性。细胞核染色质的脱氧核糖核酸（DNA）的两条链上的磷酸基向外，带负电荷，呈酸性。因此，带负电荷的细胞核和带正电荷的蓝色色精以离子键或氢键的形式结合而被染成蓝色。伊红是一种化学合成的酸性染料，在水中解离为带负电荷的阴离子。将pH调到胞质等电点以下，胞质即可变为带正电荷的阳离子，就可以被带负电荷的伊红染色，从而细胞质和红细胞等被染成粉红色，与蓝色的细胞核形成鲜明对比。染色时间根据环境温度可适当调整。

（三）巴氏染色

巴氏染色（Papanicolaou staining）是一种常用的细胞学染色方法，主要用于上皮细胞分化程度的判断，有助于肿瘤细胞的鉴别。细胞染色后结构清晰、层次分明、色彩丰富鲜艳；细胞核被染成深蓝色，角化前细胞质被染成淡绿或淡蓝色，角化胞质被染成粉红或橘黄色；红细胞被染成鲜红或橙红色；中性粒细胞、淋巴细胞、吞噬细胞均被染成蓝色，黏液被染成淡蓝或粉红色。

（四）细胞化学染色

细胞化学染色（cytochemical staining）是以细胞形态学为基础，通过化学反应对细胞内的各种物质（如酶类、脂类、糖类、铁、蛋白质及核酸等）进行染色，作定性、定位、半定量分析的方法。

1.普鲁士蓝染色（Prussian blue staining）　也称铁染色。原理为含铁物质在酸性条件下，与亚铁氰化钾反应生成亚铁氰化铁，呈蓝色颗粒状、小球状或斑块状沉淀定位于含铁位置，即普鲁士蓝反应。铁染色常用于检测幼红细胞中的铁颗粒和鉴别含铁血黄素细胞。

2.苏丹Ⅲ染色（Sudan Ⅲ staining）　苏丹Ⅲ是一种脂溶性染料，易溶于醇类，更易溶于脂肪。当与标本中的脂肪滴或含脂肪成分接触时，染料会脱离乙醇而溶于这些脂类成分中，使这些脂类成分呈橙红色。用于含有脂肪成分（如脂肪滴、脂肪颗粒细胞、脂肪管型等）的标本的染色鉴别。

3.免疫细胞化学染色（immunocytochemistry staining）　是根据抗原和抗体特异性结合原理，检测细胞或组织中多肽和蛋白质等大分子物质的一种技术。这种方法通常是用标记的抗体与细胞中的抗原结合，然后通过化学反应，将抗原抗体结合部位显示出来，借助显微镜观察，以确定检测物质的分布与含量。包括免疫酶标法、免疫胶体金法及免疫荧光法等。

（五）免疫细胞荧光染色

免疫细胞荧光染色（immunocytofluorescence staining）是将已知抗体标上荧光物，以此作为探针检查细胞或组织内的相应抗原，抗原抗体复合物中的荧光物受激发光的照射后会发出一定波长的荧光，可用于细胞或组织中的抗原定位或定量。常用于标记抗体的荧光染料有异硫氰酸荧光素（FITC）和四甲基异硫氰酸罗达明（TMRITC）等。

（六）其他病原体特殊染色

1.革兰氏染色（Gram staining）　是细菌学中一种重要的鉴别染色方法。根据细菌细胞壁生物化学性质的不同，可将细菌分为革兰氏阳性菌与革兰氏阴性菌。染色主要包括结晶紫初染、碘液媒染、95%乙醇脱色、番红液复染等步骤。经染色后革兰氏阳性菌呈紫色，革兰氏阴性菌呈红色。

2.抗酸染色（acid-fast staining）　主要用于分枝杆菌的鉴别诊断。染色分为石炭酸复红初染、3%盐酸乙醇脱色、碱性亚甲蓝复染等步骤。注意初染时在火焰高处徐徐加热，切勿沸腾，出现蒸汽即可暂时离开，若染液蒸发减少，应再加染液，以免干涸，加热3～5 min，待标本冷却后用水冲洗。由于分枝杆菌中的分枝菌酸与染料结合后，很难被酸性脱色剂脱色，故称抗酸染色。分枝杆菌抗酸染色阳性，菌体呈红色。

3.环六亚甲基四胺银染色（gomori methenamine silver staining，GMS）　是一种经典显示基底膜的方法。在体液学中，六胺银染色常用于真菌菌丝和孢子的鉴别。真菌细胞壁上的多糖可经酸氧化暴露出醛基，醛基把六胺银还原为黑色的金属银。氯化金可使金属银转变为更稳定的金属金，同时使背景更清晰。该染色法可使真菌壁呈棕黑色，清晰显示真菌的轮廓和形态。耶氏肺孢子菌包囊壁深染呈棕黑色，常成堆出现，外形呈塌陷空壳状，其内可见典型的囊内小体。放线菌、诺卡菌、链霉菌等经染色呈棕黑色。

4.墨汁染色（india ink staining） 是检测隐球菌的一种经典负染方法，具有简单、快捷、可靠的优点。其方法是取病灶部位的新鲜标本，如脑脊液、痰液、组织渗液等置于玻片上，滴加墨汁，覆以盖玻片染色观察。由于隐球菌荚膜较厚，不易着色，同时菌体折光性较强，光镜下可在黑色背景下见到无色透明的晕圈环绕菌体，能清晰地分辨荚膜和菌体的形态特征。

第二节 体液细胞形态学检验流程

体液细胞形态学检验质量受多种因素的影响，包括标本的采集与留取、标本的运送和保存、标本的前处理、制片及染色、检验人员的形态学水平等，因此为提高检验质量，各个环节均应规范操作。本节主要介绍几种常见的体液标本细胞形态学检验流程。

一、浆膜腔积液细胞形态学检验流程

（一）标本采集

浆膜腔积液由临床医师采集，建议使用标本专用管（带盖、有刻度、EDTA-K2抗凝剂），标本留取量至少10 ml，标本有形成分较少时可留取50 ml。

（二）标本运送与接收

采集后的标本及时送检，注意生物安全防护，避免溢出。

标本由实验室工作人员接收，接收前核对标本信息、标本种类、标本留取时间，观察标本量是否符合要求，观察标本的颜色、性状，以及其他特殊要求是否满足。对于不合格标本，执行标本拒收程序或让步检验。手工计数细胞参照《临床体液检验技术要求WS/T 662—2020》标准执行。

（三）标本处理

接收后的标本要及时处理，避免细胞及其他有形成分破坏，可用400g相对离心力，离心5～10min；对离心效果不理想的标本，可以先用吸管吸出大部分上清液后再次离心，以达到高度浓缩的目的；对于血性标本，离心后可以吸取"白膜"层，混匀后再次离心；未能及时处理的标本应放在2～8℃冰箱中储存，但时间不超过48h。

（四）制片及染色

1.制片 首选推片，要求片膜的头、体、尾层次清晰，薄厚适度；有核细胞数量较少时，可制作两张无尾片，以提高阳性率。细胞较少时，可使用细胞涂片离心机制片。建议制片数量为4～6张，如果加做其他染色，可增加制片数量。

2.染色 常用的染色方法有瑞-吉染色或瑞氏染色，根据鉴别需要可加选其他染色方法。

（五）阅片与细胞分类

1.先用低倍镜浏览全片，着重在片尾及两侧观察有无体积较大的细胞或成堆细胞，观察细胞分布与排列，发现其他有价值的有形成分，再用油镜对细胞进行分类。

2.在涂片染色较好、细胞分布均匀的部位，以"弓"字从片尾到中间的顺序分类计数100～200个有核细胞，分类结果以百分比形式报告。

二、支气管肺泡灌洗液细胞形态学检验流程

（一）标本采集及运送

支气管肺泡灌洗液（bronchoalveolar lavage fluid，BALF）标本由临床医师采集，合格的BALF标本应满足如下条件：①正常情况下（支气管开口处灌洗）回收率＞40%；若选择下叶或其他肺叶肺段灌洗，需回收率＞30%。②不可混入血液，红细胞＜10%，上皮细胞＜5%。③多部位灌洗时，应注明灌洗部位，此外，还应注明是灌洗液还是冲洗液。④儿童BALF标本采集应严格按相应标准要求施行。

根据检测目的将标本分装于不同的无菌试管中，用于细胞学检验的标本需选择硅化的塑料容器或玻璃容器，以减少细胞的黏附，采集标本量成人应不少于10 ml，儿童应不少于3 ml。标本运送与接收同浆膜腔积液细胞形态学检验。

标本采集结束后，贴好标本信息标签，室温2h内送检。

（二）标本处理

收到标本后及时处理，观察标本性状，如标本含有大量黏液需进行预处理，无黏液标本可直接离心（方法同浆膜腔积液处理方式）。标本预处理时可加入2倍体积的0.1g/dl DTT试剂（二硫苏糖醇），置于恒温摇床，300 r/min、37℃处理30 min～1 h。如没有配置恒温摇床，可加入0.1g/dl DTT试剂后置于37℃水浴箱，每隔10 min充分颠倒混匀，避免用力振荡，处理时间0.5～1h。

（三）制片及染色

1.制片   常用的制片方法为推片法，有黏液的标本可使用涂抹法、压拉法。多种制片方法相结合，可提高异型细胞或有形成分阳性检出率。

2.染色   BALF细胞学常用瑞－吉染色法，可根据检验需要加选其他染色，如瑞－吉染色涂片检出疑似含铁血黄素细胞，可用铁染色予以确证。

（四）阅片与细胞分类

镜检法包括湿片直接镜检法和涂片染色镜检法，二者兼用可以提高阳性检出率。

1.湿片直接镜检法   将离心后的沉淀物混匀，取混匀标本10～20 μl，滴于载玻片上，加盖玻片，避免气泡，观察镜下有形成分，包括体积大的细胞、活动的纤毛柱状上皮细胞、寄生虫及结晶等。

2.涂片染色镜检法   对于染色后的涂片，首先使用低倍镜浏览全片，着重在尾部观

察有无成团、成片或体积较大的异常细胞，再用油镜观察细胞细微结构，鉴定细胞性质。应选择细胞分布均匀的部位，至少计数200个细胞，分类结果以百分比报告。注意观察病原微生物及其他有形成分。

三、尿液细胞形态学检验流程

（一）标本采集及运送

尿液标本留取前，医护人员需要对患者进行留尿指导并做好清洁工作。采集标本时应避开月经血、阴道分泌物和粪便的污染，必要时留中段尿送检，不能从尿布或便池内采集尿液标本。尿液脱落细胞学检查时，留取标本量应至少10 ml，如尿液有形成分较少时，可留取标本50 ml。

晨尿或二次晨尿、计时尿、膀胱冲洗液适用于尿液有形成分分析或尿液脱落细胞学检查，留取后的尿液标本需及时送检，未及时检验的标本可置于2～8 ℃冰箱中冷藏，但不要超过24h。

（二）制片及染色

1.制片　标本制片前需要离心，400g相对离心力，离心5～10min，弃去上清液，留底部沉淀，尽量吸干一些。如底部沉淀浓度较高或有形成分较多时，可选用推片方法制片；尿液有形成分较少时，建议使用细胞离心涂片机制片。

2.染色　瑞-吉染色适用于尿液白细胞分类、尿路上皮细胞鉴别及肿瘤细胞筛查；巴氏染色适用于尿液肿瘤细胞鉴别；如异型细胞无法鉴别时，可加做其他染色。

（三）阅片与细胞分类

同浆膜腔积液镜检方法。

四、脑脊液细胞形态学检验流程

（一）标本采集及运送

脑脊液标本主要通过腰椎穿刺术获得。为避免或减少因血液混入对脑脊液细胞计数及分类造成的影响，一般采用第三管脑脊液用于细胞计数及细胞形态学检查，标本量以不少于2ml为宜。推荐使用带盖的无菌塑料试管作为采集容器，避免使用真空采血试管或痰杯等容器送检。

脑脊液标本采集后应立即送检，一般不超过1h，室温保存。如标本不能及时送检，可置4～8℃冰箱暂时保存。

（二）制片及染色

1.制片　推荐使用细胞离心涂片机制片。

2.染色　瑞-吉染色为脑脊液细胞形态学检验的常规染色方法，必要时可加做其他染色，如墨汁染色、革兰氏染色、抗酸染色、普鲁士蓝染色等。

（三）阅片与细胞分类

1.阅片　低倍镜下快速浏览全片，结合常规细胞计数结果，判断涂片细胞收集效果是否满意。如收集效果不满意，应重新制片。低倍镜下观察细胞分布，发现异常成分时转油镜下进一步识别和确认。

2.细胞分类　在油镜下进行有核细胞分类，结果以百分比形式报告。若全片有核细胞数不足50个，可以"全片可见有核细胞多少个，其中**细胞多少个"的形式进行描述。

第二章

细胞荧光染色原理与染色技术

第一节 荧光成像概述

一、荧光现象及其原理

发光（luminescence）是指由各种非温度导致的光释放过程。根据引起发光的原因不同，可分为光致发光、生物发光、声致发光、辐射发光、电致发光、化学发光、摩擦发光等。其中，光致发光指某些物质吸收光后从激发态通过弛豫返回基态的过程中伴随的光子释放现象。

荧光（fluorescence）是光致发光的典型代表，早在1852年，英国科学家斯托克斯（Stokes）发现，利用短波长光照射叶绿素及奎宁的溶液时，会发出不同颜色的更长波长的光，这种发光方式被命名为荧光（图2-1）。

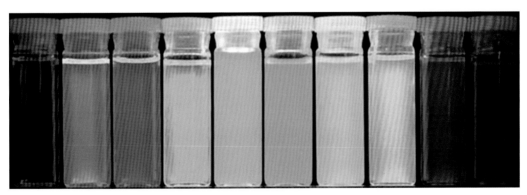

图2-1 荧光的广阔光域

自发现至今，荧光已被广泛地探索与认识。目前认为，大多数荧光分子在常态下处于最低振动能级 S_0 的基态，受到能量（如光能、电能、化学能等）激发后，其原子核周围的电子从基态能级 S_0 跃迁到能量较高的激发态 S_n；激发态为不稳定的高能量状态，主要通过三种途径释放能量跃迁，最终回到稳定的基态（图2-2）：

1. 辐射跃迁（radiative relaxation） 跃迁的过程伴随着光子的放出，产生荧光，一般指 $S_1 \rightarrow S_0$ 的跃迁。

2. 非辐射跃迁（non-radiative relaxation） 跃迁过程没有光子的参与，激发能量通过

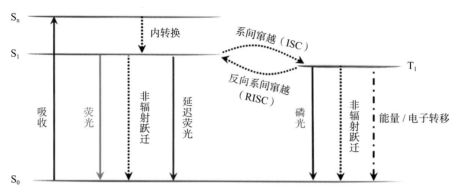

图2-2　简化 Jablonski 图解

分子运动产生热量等形式耗散。

3.从激发单重态 S_1 通过系间窜越（intersystem crossing，ISC）到达激发三重态①以辐射跃迁的形式释放出磷光（发光可达秒量级）；②通过反向系间窜越（reverse intersystem crossing，RISC）回到激发单重态后再以辐射跃迁的形式释放出延迟荧光；③通过非辐射跃迁或能量/电子转移等过程耗散能量，如将能量转移给环境中的氧分子，通过光氧化反应产生单线态氧。

二、荧光显微成像技术

荧光显微成像技术（fluorescence microscopy imaging technology）是利用荧光分子的发光特性对荧光物质分布进行成像的技术。在生命科学领域的研究中，荧光显微成像技术可用于识别特异细胞和亚显微细胞成分，监测细胞内部特定荧光标记的确切位置及其与其他生物分子的相互作用等，具有极高的灵敏度及空间分辨率（图2-3）。

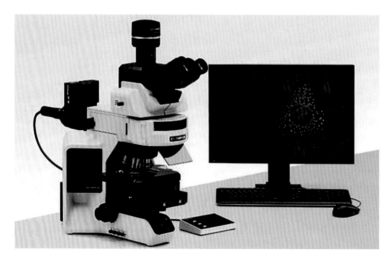

图2-3　传统荧光显微成像示意图

根据成像原理的不同，常用的荧光显微镜主要包括宽场荧光显微镜、共聚焦荧光显微镜、双光子荧光显微镜、超分辨荧光显微镜等。

（一）宽场荧光显微成像

宽场荧光显微成像是指用特定波长激发样本中的荧光分子并通过目镜或相机接收荧光信号的成像技术，是最基本的荧光显微成像技术。宽场荧光显微成像原理如图2-4所示：首先由光源（source light）发出激发光，经过一个仅允许特定波长通过的激发光滤光片（excitation filter）后由二向色镜（dichromatic mirror）反射进入物镜并聚焦于样本处，样本中的荧光分子受到激发光照射后产生波长更长的荧光信号，一部分进入物镜的荧光信号穿过二向色镜，再经过一个发射光滤光片（emission filter）滤除杂波后，过滤后的荧光信号输入至目镜或相机并成像。在这个成像系统中，激发光和荧光均经过同一个物镜。系统中两个滤光片和二向色镜的作用是滤除各个光路中的杂波，提高荧光成像清晰度，从而用于对样本结构或其组分进行定性、定位、定量观察检测，也可用于活体细胞的动态成像。

（二）共聚焦荧光显微成像

共聚焦荧光显微成像是通过使用聚焦的激光束扫描样本，并在探测器前放置一个可调节的针孔滤除离焦的杂散荧光，来获得样品光学切片图像的技术（图2-5）。共聚焦扫描显微镜采用的是外延照明的光路，在这个光路中，激光光源从彩色分束器的表面反射，由于激光良好的汇聚性，激光束激发的样品区域明显缩小，从而减少了同一视野内相邻样品之间的发射信号干扰。激发光源由物镜聚焦，在焦点平面上穿透样本内的焦点，由物镜收集的从聚焦平面发射的荧光信号通过分束器并到达共焦针孔孔径处的焦点，这种聚焦光能有效地通过共焦针孔到达探测器。虽然激光在焦平面处

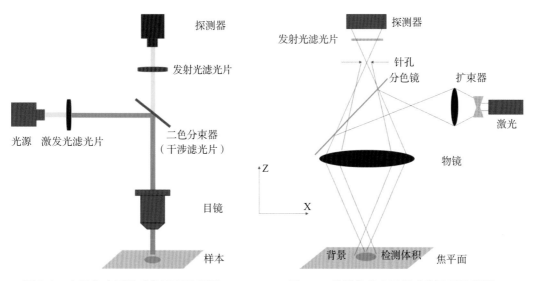

图2-4　宽场荧光显微成像原理示意图　　　　图2-5　共聚焦荧光显微成像原理示意图

强度最大，但它也会激发焦平面上方和下方的荧光分子，而针孔将有效地阻止该失焦信号被检测。因此，共聚焦荧光显微镜仅对焦内信号成像，此外，还可以通过改变显微镜的焦点收集样品不同层面的图像，获取三维（3D）数据，对样品进行三维重构。

相较于宽场荧光显微成像，共聚焦荧光显微成像背景荧光更少、信噪比更高，同时，非侵入式的共聚焦光学切片能力使其能够在各种条件下对活体样本或固定样本进行三维成像，图像也具有更高的清晰度，常用于细胞或组织内的蛋白质分子原位鉴定和定量分析、细胞及亚细胞结构形态学观察及活体细胞或组织功能的动态监测。

（三）双光子荧光显微成像

在将一般激光作为激发光源的荧光现象中，由于激发光的光子密度低，一个荧光分子只能吸收一个光子，再通过辐射跃迁发射一个荧光光子，这就是单光子荧光。而对于以激光为光源的荧光激发过程，当激发光源强度足够高（通常采用飞秒脉冲激光器，其瞬时功率可以达到兆瓦量级），能够使其光子密度满足荧光分子同时吸收两个光子或多个光子的要求时，即可能产生双光子甚至多光子荧光现象。因此，双光子荧光的波长比激发光的波长短，相当于半激发波长激发产生的效果。与单光子成像（即传统共聚焦显微成像）相比，双光子成像具有明显优势。

1.光漂白减少　双光子成像只发生在照明光的焦点，消除了聚焦平面上下方的漂白。

2.成像深度增加　由于波长较长，激发光进入组织的穿透率至少增加了一倍。

3.消除光学校正　700 nm 的双光子激发处在物镜的色差校正范围内，可消除光学校正。

（四）超分辨荧光显微成像

随着显微成像技术的发展，多种突破传统光学显微成像理论分辨率极限（200 nm）的技术相继出现，这些技术被统称为超分辨显微成像技术。根据成像原理不同，超分辨显微成像技术主要分为两大类，一类是单分子定位显微（SMLM），包括光激活定位显微（PALM）和随机光学重构显微（STORM），另一类是点扩展函数（PSF），包括受激发射损耗显微（STED）和结构光显微照明（SIM）（图2-6）。

超分辨显微成像技术最高可以将分辨率提高到 20 nm 以上，且能够实现多色荧光通道二维、三维、时间序列成像，对亚细胞结构和蛋白分子进行定位及形态观察，实现活细胞长时间动态观察，在分子水平上动态跟踪细胞的不同结构的变化过程。

宽场显微成像　　　　　　　　　　结构光显微照明

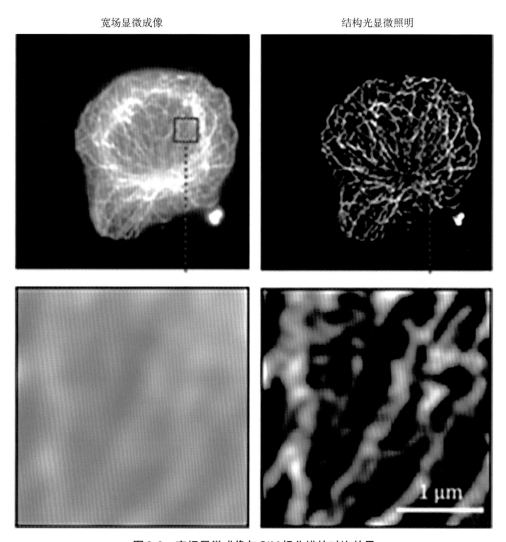

图2-6　宽场显微成像与SIM超分辨的对比效果

（图片来源：The lipid raft hypothesis revisited-New insights on raft composition and function from super-resolution fluorescence microscopy）

第二节　常用细胞荧光染色技术

细胞荧光成像已成为当代细胞生物学不可或缺的技术，通过细胞荧光染色可以区分正常及异常细胞，鉴定细胞内各类生物标志物，观察亚细胞结构及细胞内微环境，追踪细胞内生物过程等。根据染色原理的不同，细胞荧光染色可以分为免疫荧光染色及有机小分子探针荧光染色。

一、免疫荧光染色

免疫荧光染色是指利用荧光物质标记相应抗体，然后用于定位、相对定量细胞内抗原或半抗原物质的染色技术。基于抗原-抗体反应，免疫荧光细胞染色技术具有很好的特异性及定位成像作用。临床上常用间接免疫荧光法进行自身抗体的检测定位，如系统

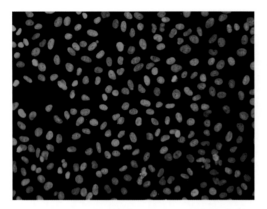

图2-7　系统性红斑狼疮（SLE）抗核抗体阳性

性红斑狼疮（SLE）的抗核抗体、抗双链DNA抗体和抗Sm抗体检测等（图2-7）。

二、有机小分子探针荧光染色

有机小分子荧光探针是生命科学与医学领域最为常用的一大类荧光材料。通过分子设计、化学合成与修饰，小分子有机物可以被合理地构建为具有特定光学性质的可视化探针，这类材料具有应用简便、生物相容性好、化学性质稳定等优点，被广泛应用于生物传感、生物分析与医学检验等领域。根据发光原理的不同可以将其进一步分为基于传统有机荧光探针的细胞染色和基于聚集诱导发光探针的细胞染色。

（一）传统荧光探针

传统荧光分子大多为平面型结构，在稀溶液状态下通常表现出很强的荧光，但聚集之后其发光明显减弱甚至完全消失。这种现象被称为浓度猝灭效应或者聚集导致荧光猝灭（aggregation-caused quenching，ACQ）现象。例如，荧光素衍生物异硫氰酸荧光素（FITC）是标记生物大分子（如抗体）的常用荧光分子之一，然而，由于ACQ效应，生物大分子的标记过程需要严格控制标记荧光分子的用量，否则荧光强度反而有可能会因标记荧光分子的增多而减弱（图2-8）。

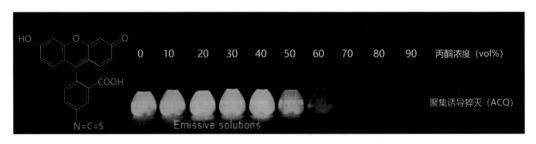

图2-8　异硫氰酸荧光素（FITC）的聚集导致荧光猝灭现象示意图

（图片来源：Approaching aggregated state chemistry accelerated by aggregation-induced emission）

（二）聚集诱导发光探针

2001年，唐本忠教授团队发现了一种与传统ACQ截然相反的发光现象，并将其命名为聚集诱导发光（aggregation-induced emission，AIE）。具有AIE特性的荧光分子在良溶剂中几乎不发光，但在加入不良溶剂后会生成聚集体并呈现显著的荧光增强效应。

不同于ACQ，AIE材料具有天然的优势并展现出强大的应用潜力：①AIE分子在分散状态下不发光，但其与靶物质结合或聚集时荧光显著增强，可以实现荧光"点亮"的转变过程，具有超高的检测信噪比；②AIE分子的应用不易受到浓度的限制，从而可以达到更高的荧光强度；③AIE分子在聚集态时较游离单分子形式的光稳定性更强，有助于实现在连续强光照射下的长时间动态观察。

1. AIE机制 目前被最为广泛接受的AIE机制是分子内运动受限（restriction of intramolecular motion，RIM），主要包括分子内旋转受限（restriction of intramolecular rotation，RIR）和分子内振动受限（restriction of intramolecular vibration，RIV）。

（1）分子内旋转受限（RIR）：四苯基乙烯（tetraphenylethene，TPE）是最经典的AIE分子之一，其外周具有可自由旋转的苯环，在单分子分散的溶液状态下，激发态的能量主要通过分子内的苯环自旋转所消耗，能量以非辐射途径释放为主；而在不良溶剂及聚集态时，分子间相互聚集，但由于分子的螺旋桨状结构避免了分子间形成π-π堆积，分子内旋转被抑制，激发态能量则主要以辐射跃迁的途径释放，因此荧光强度显著增强（图2-9）。

（2）分子内振动受限（RIV）：另外一类具有典型AIE性质的分子如THBA，具有大幅度弯曲的振动能力，这种振动也是分子运动耗散激发态能量的重要方式，可引起能量通过非辐射途径耗散，从而导致荧光减弱。当分子聚集时，这种分子内振动被抑制，使得能量主要以辐射途径耗散，因此发光增强（图2-9）。

2. AIE探针设计原理 AIE独特的发光机制为荧光分子的设计、改造及应用，开辟了新的研究天地。AIE探针的设计原理主要包括静电作用自组装、溶解性改变、特异性识别、疏水作用和电子/能量转移中断。

（1）静电作用自组装：带电荷的AIE分子与带相反电荷的物质通过静电相互作用形成静电复合物（图2-10A）。在这种情况下，AIE分子被迫聚集，使得荧光显著增强。

（2）溶解性改变：共价连接亲水基团（如离子型基团和多肽）的AIE分子在特定作用（如酶切）下使亲水基团解离，导致分子因疏水聚集而发光（图2-10B）。

（3）特异性识别：这类AIE分子通常带有特定的靶向基团，可对分析物进行特异性

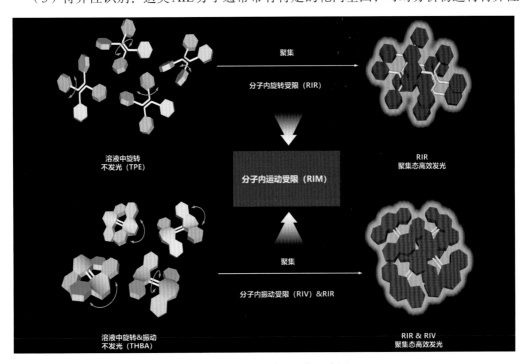

图2-9 AIE机制（RIM）示意图

（图片来源：Aggregation-Induced Emission：A Trailblazing Journey to the Field of Biomedicine）

识别（图2-10C）。这种高亲和力的识别过程（如配体–受体结合）会阻碍AIE分子的分子内运动或促进分子聚集，从而使其发光增强。

（4）疏水作用：即AIE分子与带有空腔的分析物之间的疏水相互作用。例如，两亲性的AIE分子与带有疏水腔的蛋白质相互作用时，由于蛋白质疏水腔的空间有限，与其结合的AIE分子易形成聚集体而发光（图2-10D）。

（5）电子/能量转移中断：经荧光猝灭基团修饰的AIE分子因存在分子内能量转移或电子转移过程而不发光，但其与分析物发生反应后猝灭基团被解离或其荧光猝灭效应失活，AIE分子的发光得以恢复（图2-10E）。

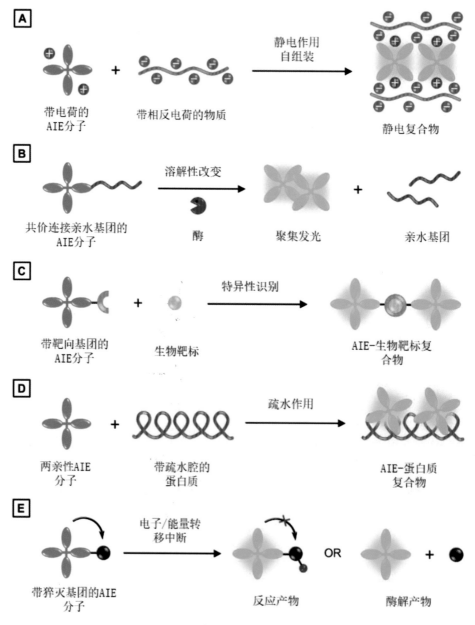

图2-10　AIE探针种类及其设计原理

（图片来源：Aggregation-Induced Emission：A Trailblazing Journey to the Field of Biomedicine）

（三）有机小分子探针细胞染色应用

在细胞染色方面，可通过靶向细胞器（如线粒体、溶酶体、脂滴、细胞核、细胞膜等）或细胞内生物标志物（如溶酶体蛋白、细胞膜上整合素及EGFR等）等策略设计荧光探针，从而实现细胞定位染色（表2-1）。

表2-1　基于有机小分子探针的细胞染色应用举例

名称	染色对象	染色原理
线粒体探针	线粒体	（1）带正电荷的探针可能与带负电的线粒体成分相结合 （2）探针中含有线粒体靶向基因可特异性靶向线粒体
溶酶体探针	溶酶体	（1）探针具有溶酶体酶特异性 （2）溶酶体环境呈酸性，探针修饰了能与该酸性环境结合的配体
脂滴探针	脂滴	（1）考虑脂滴的脂类环境，一些亲脂性的荧光分子可以成为候选者 （2）脂滴极性小，具有TICT性质的荧光分子在极性环境下发光较弱，但在非极性环境下光谱蓝移且发光增强，可以成为脂滴成像的候选探针，但无明确普适性
细胞膜探针	细胞膜	（1）对探针修饰能特异性识别某种膜蛋白的单元 （2）探针的亲脂性部分被细胞膜磷脂双分子层捕获 （3）探针与膜进行生物正交反应
细胞核探针	细胞核	（1）带正电荷的探针可能与带负电的核酸成分相结合 （2）引入具有匹配碱基序列的分子信标
内质网探针	内质网	（1）基于内质网代谢原理，向探针引入内质网中可代谢的基团 （2）对探针修饰可与内质网特定成分（如内质网蛋白或膜上离子受体）结合的基团 （3）基于亲脂性的探针：内质网膜是一种类似细胞膜的亲脂系统

第三节　体液细胞AIE荧光染色技术

一、AIE探针简介

Cytosee是一种具有AIE特性的小分子荧光探针，在水溶液中呈现为橙红色透明溶液，最大吸收峰在480nm，最大发射峰在600nm左右，该探针在水溶液中无光，一旦进入细胞会发出明亮的黄绿或橙色荧光，实现细胞的快速染色。在不同种类细胞中，Cytosee会呈现出不同的荧光强度及颜色分布，从而可以辅助鉴别细胞的种类。

二、染色步骤

1.前期准备　FITC通道的荧光显微镜（配置长通longpass滤光片）、移液器及配套吸头、载玻片及盖玻片。

2.标本接收和处理　标本来源于临床送检新鲜样本，接收的样本置于室温下一般不超过2h，置于2～8℃不超过3d。尿液、脑脊液、胸腔积液、腹水、穿刺液等样本，需离心后取沉淀制片；肺泡灌洗液等含有黏液的样本需预处理，去除黏液后再制片。

3.制片　根据标本的种类及性状，选用合适的制片方式，详见第一章相关内容。

4.染色　将涂片水平放置后滴加一滴荧光染色液，加盖一张盖玻片，染色1～2min，可使用吸水纸吸去多余的染液。

5.镜检　将涂片置于荧光显微镜物镜下选用FITC荧光通道进行检测，通过荧光显微镜目镜直接进行镜检，染色后细胞核呈橙红色，胞质呈黄绿色荧光。染色步骤如图2-11所示。

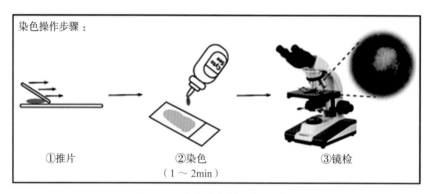

图2-11　荧光染色简易操作步骤

三、染色效果

体液细胞Cytosee染色效果如图2-12所示，在不同体液细胞中的具体成像效果及差异请见本书第三章至第六章。

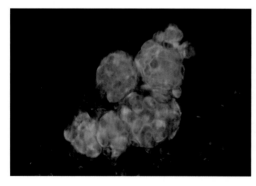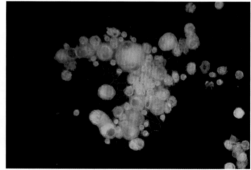

图2-12　体液细胞Cytosee染色效果示意图

四、荧光染色的影响因素及其注意事项

荧光染色受染液浓度、标本、制片及人员镜检水平的影响，从而影响染色效果及镜检质量，所以使用荧光染色法应注意避免受到以下因素影响。

1.荧光显微镜　需确认荧光显微镜的滤光片波长是否正确，波长不匹配会导致观察到的荧光亮度过低，甚至无法观测到荧光。

2.染液浓度 是影响染色效果的重要因素，染料浓度过高，可能会使一些细胞荧光强度过强，使得良、恶性细胞对比不明显；但染料浓度过低，染色效果不佳，细胞整体荧光强度过低。

3.标本 接收的标本需按要求及时制片，未及时制片的标本，细胞可能退变、破碎、溶解或聚集成堆，从而影响细胞的荧光强度。此外，标本中的一些蛋白、脂类及酶类浓度过高，可能会影响染色效果。

4.制片 合格的涂片应薄厚适度，过厚的涂片细胞立体，染色后不易观察细胞内部结构。此外，陈旧的涂片不易进行荧光染色。

5.染色 滴加染液要适量，染液过少时染色效果不佳；染液过多会使得盖玻片和载玻片间隙过大，影响镜检，而且还会造成染液的浪费。此外，加盖盖玻片时应避免产生气泡。

6.镜检 体液中的各种细胞荧光强度不同，镜检时应考虑到影响因素，还要结合细胞形态特征综合分析。建议在物镜20×或40×下观察细胞。

第三章

浆膜腔积液荧光染色图例

第一节 概　述

一、基本概念

浆膜：起源于中胚层，由间皮和间皮下结缔组织构成，是衬覆于体腔壁和移行转折衬覆于内脏器官表面的薄膜。

浆膜腔：由脏层浆膜及壁层浆膜组成，衬覆于体腔壁表面的薄膜为壁层浆膜，衬覆于内脏器官表面的薄膜为脏层浆膜，两层浆膜之间的密闭腔隙为浆膜腔。浆膜腔分为胸膜腔、腹膜腔、心包腔、睾丸鞘膜腔。浆膜腔的间皮为单层扁平上皮细胞，细胞膜较薄，通过间皮孔与结缔组织中的毛细淋巴管和毛细血管相连，并且通过壁层浆膜滤出及脏层浆膜回收维持浆膜腔循环。

浆膜腔积液：正常情况下，浆膜腔中含有少量液体，起润滑作用，其中可见少量淋巴细胞、巨噬细胞或间皮细胞。当发生浆膜毛细血管静水压和通透性增加、血浆胶体渗透压降低或浆膜淋巴引流障碍等情况时，浆膜腔循环会失衡，导致浆膜腔液体存积过多；此外，当机体处于某种疾病状态或浆膜受到有害刺激时，也可引起浆膜腔积液。

浆膜腔积液分为渗出液和漏出液，两者理化性质和有形成分不同。渗出液常由感染、炎症、肿瘤等引起，其细胞类型丰富，形态特征复杂，是浆膜腔积液细胞学主要的研究对象。

二、浆膜腔积液细胞形态学检验的临床意义

浆膜腔积液细胞学检验，包括细胞形态学、细胞免疫表型、细胞遗传学检查等，其中细胞形态学检验是最为基础和重要的一项检查，能够为临床疾病的诊断与鉴别诊断、疗效及预后评估提供重要依据。

1.良、恶性积液判断　良性积液主要以间皮细胞、淋巴细胞及巨噬细胞为主；恶性积液中可以发现各种形态的肿瘤细胞，包括原发性肿瘤细胞及转移性肿瘤细胞。

2.炎性积液的诊断　急性炎症时，以中性粒细胞为主，数量可明显增多；慢性非特异性炎症时，巨噬细胞数量不同程度增高；化脓性炎症时，细胞数量极度增多，以中性粒细胞增多为主，可见大量坏死颗粒及细胞碎片，少数病例可见血红素结晶或可以检出细菌或真菌。

3.嗜酸性积液的诊断　嗜酸性粒细胞数量明显或极度增多或伴其他种类细胞增多，

有的病例可见夏科-莱登结晶（Charcot-Leyden crystal）。

　　4.消化道穿孔的辅助诊断　积液中不仅出现大量细胞，还能见到细菌、真菌、结晶、鳞状上皮细胞及其他异物等；如形态学考虑消化道穿孔，应及时通知临床医师。

　　5.结核性积液的辅助诊断　结核性积液有核细胞数量明显增多，以淋巴细胞增多为主，早期结核可有中性粒细胞或嗜酸性粒细胞增多，确诊需结合病史及其他检查。

　　6.其他疾病的辅助诊断　少数病例可发现淋巴瘤细胞及白血病细胞。

三、AIE荧光染色在浆膜腔积液细胞形态学检验中的应用

　　浆膜腔积液细胞形态学检验常用瑞-吉染色或HE染色，主要用于有核细胞的分类或良、恶性细胞的鉴别，但是由于部分细胞形态不典型，细胞种类不易鉴别，需要结合多种染色技术进行综合分析。

　　本节主要介绍AIE荧光染色技术在浆膜腔积液细胞形态学中的应用。该种染色技术在良、恶性细胞的鉴别、高低分化腺癌细胞的识别、细菌及真菌等有形成分的筛查中具有优势。与其他染色方法相似，AIE荧光染色质量会受多种因素的影响，因此，使用AIE荧光染色应规范操作，减少干扰因素，必要时结合细胞基本形态特点及其他检测技术综合分析。（注：文中荧光染色指AIE荧光染色）

第二节　浆膜腔积液荧光染色图例

一、浆膜腔积液非肿瘤细胞

（一）红细胞与白细胞

　　1.红细胞（red blood cell）　根据红细胞的形态分为正常红细胞和异常红细胞，正常红细胞即新鲜红细胞，形态同外周血红细胞；异常红细胞包括陈旧性红细胞及破碎红细胞。荧光染色红细胞表现为较弱的环状绿色荧光，因推片或甩片可使红细胞形态发生变化，所以观察红细胞，建议使用湿片镜检（图3-1）。

　　2.中性粒细胞（neutrophil）　胞体呈圆形或不规则，染色后可见分叶核。荧光染色细胞质呈绿色荧光，细胞核呈橘红色荧光，可见中性粒细胞不同程度的退变（图3-2，图3-3）。浆膜腔积液中性粒细胞数量及比例增高，常见于急性致炎因子渗出、化脓性炎症、细菌感染或结核早期感染等。

　　3.淋巴细胞（lymphocyte）　体积较小，圆形或类圆形，细胞质量少、少有颗粒，细胞核呈圆形或类圆形，核质比高。由于淋巴细胞细胞质量少，荧光染色后，以橘色荧光为主（图3-4～图3-6）。淋巴细胞增多常见于结核病、梅毒、肿瘤和慢性非结核性胸膜炎等。

　　4.嗜酸性粒细胞（eosinophil）　胞体呈圆形或类圆形，胞核2～3叶，瑞-吉染色细胞质内可见大量橘红色嗜酸颗粒，荧光染色嗜酸颗粒荧光强度较弱，胞核呈橘色荧光（图3-7，图3-8）。嗜酸性粒细胞增多见于过敏性疾病、寄生虫病、气胸、系统性红斑狼疮、肺梗死、真菌感染、结核病的吸收期和肿瘤等。

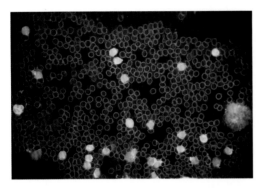

图3-1　红细胞，无细胞核，荧光强度较低（胸腔积液，荧光染色，400倍）

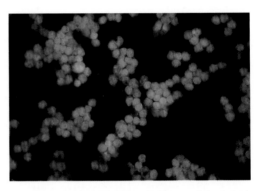

图3-2　中性粒细胞，数量明显增多（胸腔积液，荧光染色，400倍）

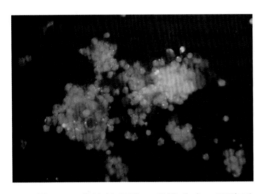

图3-3　中性粒细胞，成堆分布，细胞融合，边界不清，见于急性炎症或化脓性炎症，中性粒细胞荧光强度较低（胸腔积液，荧光染色，400倍）

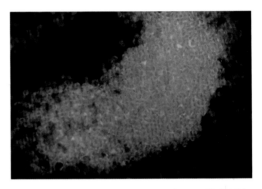

图3-4　淋巴细胞，成堆分布，细胞数量极度增多，细胞体积较小，由于细胞成堆，细胞簇整体荧光稍强，需要与小细胞癌细胞进行区别（胸腔积液，荧光染色，200倍）

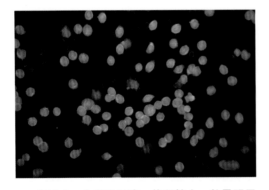

图3-5　小淋巴细胞，体积较小，数量明显增多，细胞质量少，细胞核圆形，荧光染色为橘红色，无核仁，来源于结核性胸腔积液（胸腔积液，荧光染色，1000倍）

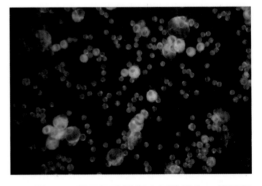

图3-6　淋巴细胞伴间皮细胞增多，淋巴细胞体较小，细胞质量少，可以作为判断其他细胞大小的参照（胸腔积液，荧光染色，200倍）

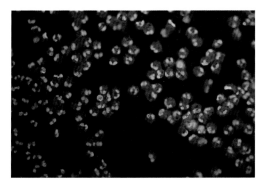

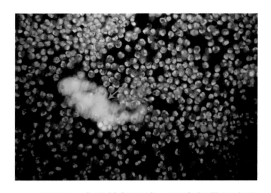

图3-7　嗜酸性粒细胞，分叶核，荧光染色呈橘红色，细胞质内的嗜酸性颗粒低荧光表现，来源于气胸患者的胸腔积液（胸腔积液，荧光染色，400倍）

图3-8　嗜酸性粒细胞，细胞数量极度增多，可见少量间皮细胞（蓝箭所指），来源于气胸患者的胸腔积液（胸腔积液，荧光染色，200倍）

（二）间皮细胞

间皮细胞（mesothelial cell）是覆于浆膜表面的单层扁平上皮细胞，由于炎性损伤或水肿等原因可使间皮细胞大量脱落或伴核异质改变；间皮细胞在积液中存积时间较长或受有害因素刺激，形成退变间皮细胞；反应性间皮细胞增多见于慢性炎症或其他原因导致的浆膜损伤（图3-9～图3-28）。

1.正常间皮细胞　细胞散在分布，胞体规整，细胞质丰富，细胞质荧光强度低，呈绿色荧光，细胞核圆形或类圆形，核型规整，多居中，染色质较薄，呈橘红色，核仁小或不明显。

2.退变间皮细胞　体积大小不等，胞体可不完整，细胞质丰富，呈粗颗粒状或呈泡沫样，部分细胞胞质内可见液化空泡，可将细胞核推挤到一侧，形成印戒样间皮细胞，荧光染色细胞质着色较浅，呈绿色荧光，细胞核圆形或椭圆形，呈橘红色荧光。

3.反应性间皮细胞　细胞成团或成片分布，胞体及细胞核可出现不同程度的增大，但核质比不变或轻度增高，荧光强度相对于正常间皮细胞稍强。

4.创伤性间皮细胞　因手术创伤、术中冲洗浆膜腔和脏器表面时或外伤导致的浆膜腔损伤，可使浆膜间皮细胞成片、成群的分离和脱落下来，称为创伤性间皮细胞。

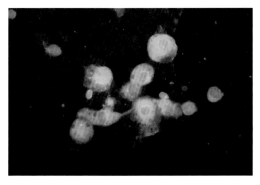

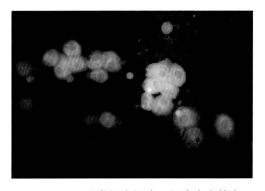

图3-9　正常间皮细胞，细胞散在分布，细胞质丰富，呈绿色荧光，细胞核圆形，染色质较薄，呈橘红色，核仁较小或不明显（腹水，荧光染色，400倍）

图3-10　正常间皮细胞，细胞大小基本一致，细胞质量丰富，细胞核小，呈圆形，核仁不明显（腹水，荧光染色，400倍）

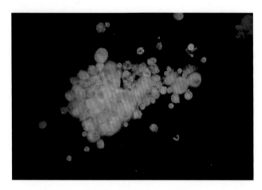

图3-11　正常间皮细胞，成堆分布，胞体规整，荧光强度低，细胞质呈绿色荧光（胸腔积液，荧光染色，400倍）

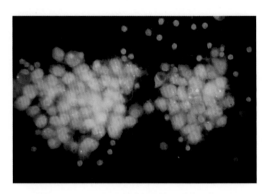

图3-12　创伤性间皮细胞，细胞成片分布，细胞边界不清，细胞质丰富，细胞核较小，有外伤病史（胸腔积液，荧光染色，200倍）

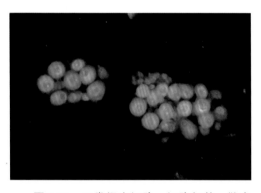

图3-13　正常间皮细胞，细胞规整，散在分布，细胞质丰富，荧光强度低，细胞核圆形，染色质薄，核仁明显（胸腔积液，荧光染色，400倍）

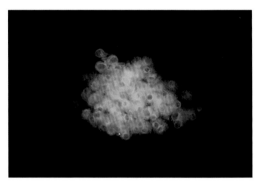

图3-14　正常间皮细胞，细胞成堆分布，细胞质呈绿色荧光，细胞核较小（胸腔积液，荧光染色，200倍）

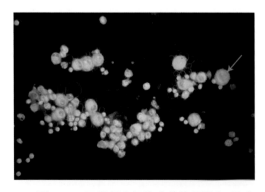

图3-15　正常间皮细胞（蓝箭所指），散在分布，细胞异型性较小，荧光强度较低，背景可见大量淋巴细胞（胸腔积液，荧光染色，200倍）

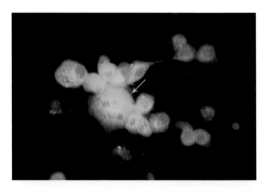

图3-16　多核间皮细胞（蓝箭所指），胞体巨大，细胞质丰富，细胞核体积较小，数目多个，与周围的间皮细胞荧光强度相同（胸腔积液，荧光染色，400倍）

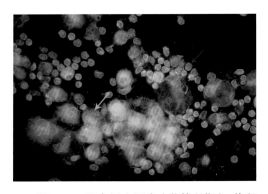

图3-17　退变间皮细胞（蓝箭所指），体积偏大，细胞质泡沫样改变，细胞核较小；背景可见大量小淋巴细胞（红箭所指）（胸腔积液，荧光染色，400倍）

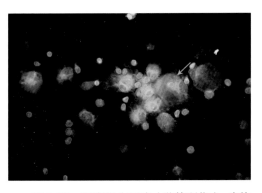

图3-18　退变间皮细胞（蓝箭所指），胞体不完整，细胞质丰富、偏薄，细胞核圆形或椭圆形，细胞核被推挤到一侧（胸腔积液，荧光染色，400倍）

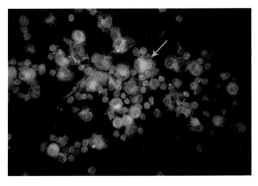

图3-19　退变间皮细胞（蓝箭所指），该类细胞数量增多，胞体不规整，无完整的细胞边界，细胞低荧光表现（胸腔积液，荧光染色，400倍）

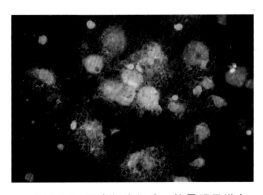

图3-20　退变间皮细胞，数量明显增多，胞体不完整，细胞质内可见大量脂类物质（胸腔积液，荧光染色，400倍）

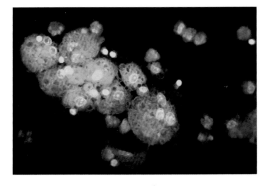

图3-21　退变间皮细胞，胞体胀大，细胞质丰富，其内可见大量脂质空泡，细胞核较小（胸腔积液，荧光染色，400倍）

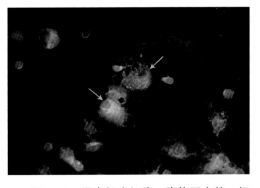

图3-22　退变间皮细胞，胞体不完整，细胞核小，细胞质内可见荧光稍强的粗颗粒（蓝箭所指）（胸腔积液，荧光染色，400倍）

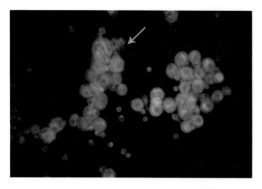

图3-23 反应性间皮细胞（红箭所指），细胞成片分布，较正常间皮细胞（蓝箭所指）细胞核偏大，核质比偏高，但细胞规整，异型性较小，细胞质的荧光强度稍高（胸腔积液，荧光染色，400倍）

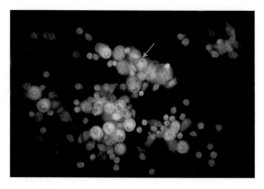

图3-24 反应性间皮细胞（红箭所指），细胞核偏大，核质比偏高，荧光强度稍偏高；正常间皮细胞（蓝箭所指），胞质呈绿色荧光（胸腔积液，荧光染色，400倍）

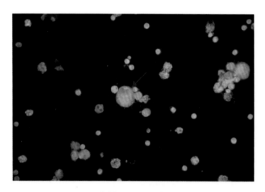

图3-25 反应性间皮细胞（红箭所指），胞体增大，细胞核增大，核仁明显，但核质比不变，而且荧光强度较低，呈绿色荧光（胸腔积液，荧光染色，200倍）

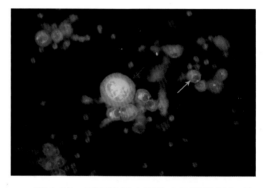

图3-26 反应性间皮细胞（红箭所指），胞体明显增大，细胞核增大，但细胞质的荧光强度较低，与正常间皮细胞（蓝箭所指）荧光强度相同，可以与肿瘤细胞进行区别（胸腔积液，荧光染色，400倍）

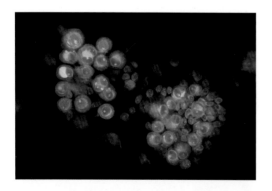

图3-27 反应性间皮细胞（红箭所指），成堆分布，但细胞边界清晰，胞体稍偏大，细胞核圆形，染色质较薄，核仁明显（腹水，荧光染色，400倍）

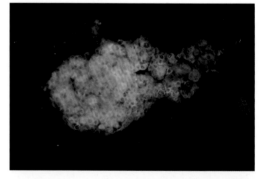

图3-28 反应性间皮细胞，细胞数量明显增多，成片分布，细胞异型性较小，胞质呈绿色荧光（胸腔积液，荧光染色，200倍）

（三）巨噬细胞

巨噬细胞（macrophage）大小不一，胞体不规则，细胞质丰富，其内常见空泡，可吞噬细胞、细菌、脂类或其他物质，细胞核呈圆形或不规则。荧光染色细胞质呈较弱的黄绿色荧光，细胞核呈橘红色荧光，吞噬的脂类物质可呈强荧光（图3-29，图3-30）。巨噬细胞具有较强的吞噬能力，可以吞噬和消化细菌、病原体、组织碎片等异物。巨噬细胞的增多见于慢性非特异性炎症、肿瘤、急性炎症恢复期、病毒及寄生虫感染等。

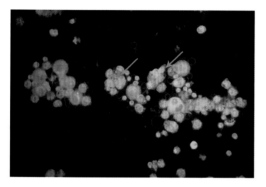

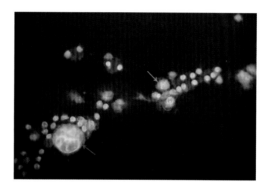

图 3-29　巨噬细胞（蓝箭所指），体积大小不等，胞体不规整，细胞质内可见吞噬物（胸腔积液，荧光染色，200倍）

图 3-30　巨噬细胞（蓝箭所指），体积偏小，细胞质呈绿色荧光，细胞核不规则，呈橘红色荧光；肿瘤细胞（红箭所指），体积巨大，荧光强度强（胸腔积液，荧光染色，200倍）

二、浆膜腔积液肿瘤细胞

（一）腺癌细胞（图3-31～图3-100）

浆膜腔积液中转移性肿瘤以腺癌最为常见。其中，胸腔积液以肺癌、乳腺癌细胞转移为主，腹水常见的腺癌细胞（adenocarcinoma cell）有卵巢癌细胞和消化道肿瘤细胞。

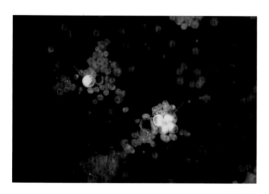

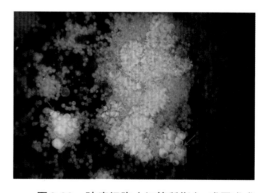

图 3-31　肿瘤细胞（红箭所指），散在或成团分布，细胞质荧光强度较强（胸腔积液，荧光染色，200倍）

图 3-32　肿瘤细胞（红箭所指），成团或成堆分布，细胞异型性明显，荧光强度极强。背景可见大量低荧光表现的间皮细胞，呈绿色荧光（胸腔积液，荧光染色，200倍）

AIE荧光染色在鉴别腺癌细胞中优势明显，细胞的荧光强度极强，细胞质呈黄色荧光，细胞核呈橘红色荧光，核仁呈更亮的橘红色。

腺癌细胞种类丰富、形态多变，可以有以下特征：

1. 细胞数量　不同病例中的肿瘤细胞数量差异大，大部分病例肿瘤细胞明显或极度增多，但也有很多病例只能发现少量或偶见肿瘤细胞。

2. 分布及排列　分化好的腺癌细胞可呈腺腔样、乳头状、桑葚状或团块状排列，少数病例中肿瘤细胞散在分布。

3. 胞体　胞体偏大或巨大，可相差数倍至数十倍。

4. 细胞质　高分化腺癌细胞质丰富，可见分泌泡或腺泡样结构，部分腺癌细胞呈印戒样，需要与印戒样间皮细胞进行区分；低分化腺癌细胞细胞质量少或极少。

5. 细胞核　细胞核数量不等，单个核或多个核，甚至可见数十个核，可均匀地分布在细胞质内，也可拥挤成堆；细胞核大小不一，部分细胞核巨大，可见畸形核。

6. 染色质及核仁　肿瘤细胞的染色质厚重、致密；核仁大而明显，数目一个或多个，部分成团的肿瘤细胞核仁不明显。

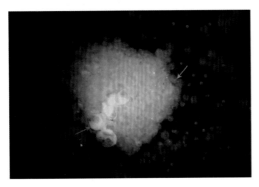

图3-33　肿瘤细胞（红箭所指）被大量间皮细胞（蓝箭所指）所包绕，两类细胞荧光强度明显不同，颜色对比明显（胸腔积液，荧光染色，200倍）

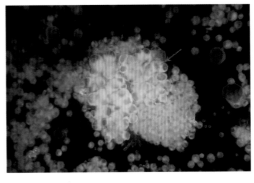

图3-34　肿瘤细胞（红箭所指），细胞成团排列，异型性明显，背景可见大量间皮细胞（胸腔积液，荧光染色，200倍）

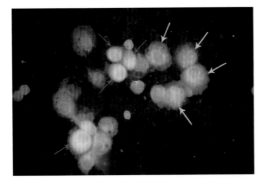

图3-35　肿瘤细胞（红箭所指），细胞散在分布，细胞质呈黄色荧光；间皮细胞（蓝箭所指），细胞质呈绿色荧光（胸腔积液，荧光染色，400倍）

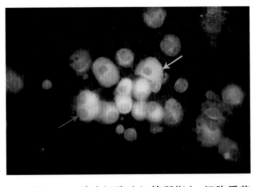

图3-36　肿瘤细胞（红箭所指），细胞质荧光强度较强，呈黄色荧光，而间皮细胞（蓝箭所指）细胞质呈绿色荧光，颜色对比明显（胸腔积液，荧光染色，400倍）

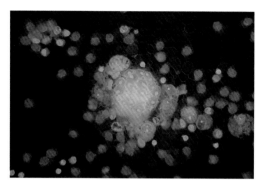

图3-37 多核肿瘤细胞，胞体巨大，多个核，染色质厚重，核仁巨大，呈高荧光强度的橘红色（胸腔积液，荧光染色，400倍）

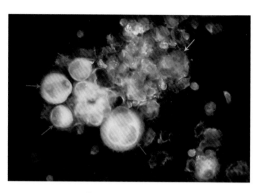

图3-38 肿瘤细胞（红箭所指），散在分布，胞体巨大，多个核，核仁大而明显，退变的间皮细胞（蓝箭所指）（胸腔积液，荧光染色，400倍）

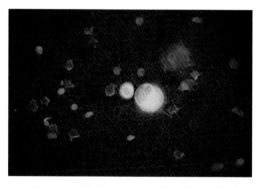

图3-39 肿瘤细胞（红箭所指），胞体巨大，细胞核大，核仁明显，具有肿瘤细胞基本特征（胸腔积液，荧光染色，400倍）

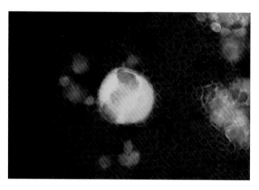

图3-40 肿瘤细胞，胞体巨大，细胞质丰富，细胞核巨大（胸腔积液，荧光染色，400倍）

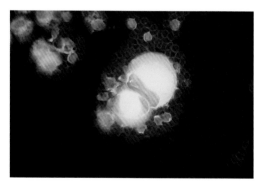

图3-41 肿瘤细胞，胞体巨大，细胞质丰富、厚重，荧光强度极强，细胞核不规则，核仁明显（胸腔积液，荧光染色，400倍）

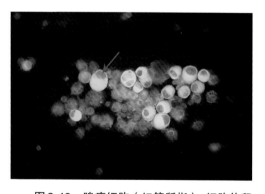

图3-42 腺癌细胞（红箭所指），细胞体积巨大，细胞质丰富，荧光强度较强，细胞核大，背景可见大量巨噬细胞（胸腔积液，荧光染色，200倍）

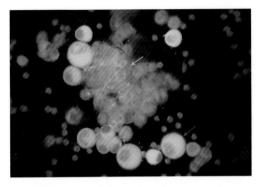

图 3-43　肿瘤细胞（红箭所指），体积巨大，细胞质厚重，荧光强度强，细胞核巨大，染色质厚重；间皮细胞（蓝箭所指），荧光强度较低（胸腔积液，荧光染色，400 倍）

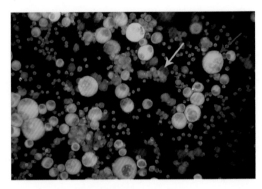

图 3-44　肿瘤细胞（红箭所指）荧光强度较强，间皮细胞（蓝箭所指）荧光强度较弱（胸腔积液，荧光染色，400 倍）

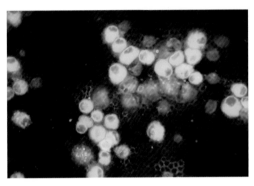

图 3-45　肿瘤细胞，细胞散在分布，胞体偏大，细胞质厚重，荧光强度较强（胸腔积液，荧光染色，400 倍）

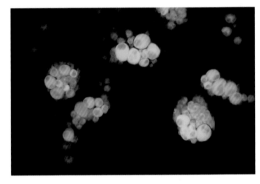

图 3-46　肿瘤细胞，来源于肺腺癌胸腔转移的病例，该类细胞主要分布在涂片尾部，成堆分布，异型性明显，荧光强度较强（胸腔积液，荧光染色，200 倍）

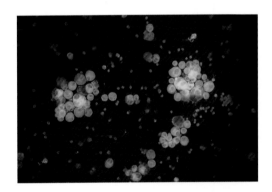

图 3-47　肿瘤细胞，细胞异型性明显，大小不一，散在分布，细胞核大，染色质厚重，背景可见大量淋巴细胞（胸腔积液，荧光染色，200 倍）

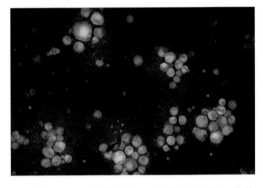

图 3-48　肿瘤细胞，细胞散在分布，胞体巨大，细胞核大，核质比高，核仁大而明显，呈橘红色荧光（胸腔积液，荧光染色，200 倍）

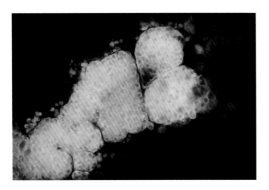

图3-49　腺癌细胞，乳头状排列，三维立体，荧光强度较强。从细胞排列及荧光强度可以判定为肿瘤细胞（胸腔积液，荧光染色，200倍）

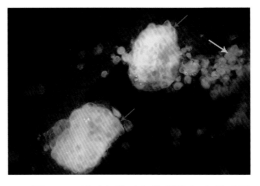

图3-50　腺癌细胞（红箭所指），细胞成团分布，荧光强度较强；间皮细胞（蓝箭所指），散在分布，荧光强度较低（胸腔积液，荧光染色，200倍）

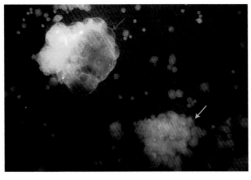

图3-51　腺癌细胞（红箭所指），细胞成团分布，荧光强度强，胞质内可见腺泡样结构，核仁大而明显，深染；间皮细胞（蓝箭所指），成堆分布，荧光强度较低（腹水，荧光染色，200倍）

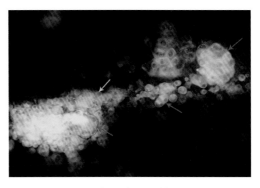

图3-52　腺癌细胞（红箭所指），细胞成团分布，结构立体，荧光强度较强，周围围绕大量间皮细胞（蓝箭所指）（胸腔积液，荧光染色，200倍）

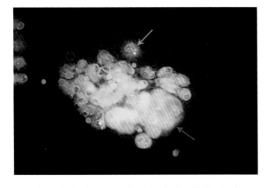

图3-53　腺癌细胞（红箭所指），结构立体，荧光强度较强；间皮细胞（蓝箭所指）体积小，成片分布，荧光强度较低，来源于卵巢癌确诊病例（腹水，荧光染色，200倍）

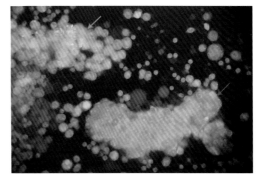

图3-54　腺癌细胞（红箭所指），细胞成团排列，高核质比，荧光强度强，与间皮细胞（蓝箭所指）形成鲜明对比，来源于肺腺癌确诊病例（胸腔积液，荧光染色，400倍）

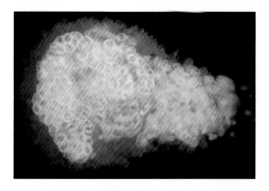

图3-55　肿瘤细胞与间皮细胞，左侧高荧光强度的为肿瘤细胞团，右侧低荧光强度为间皮细胞团，颜色对比明显（胸腔积液，荧光染色，400倍）

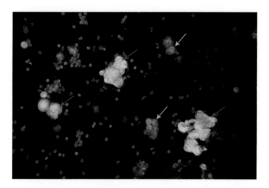

图3-56　肿瘤细胞（红箭所指），异型细胞较小，但荧光强度极强，有利于细胞的鉴别；间皮细胞（蓝箭所指）（胸腔积液，荧光染色，100倍）

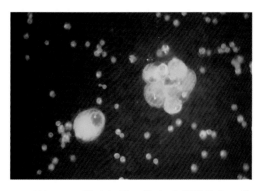

图3-57　肿瘤细胞，散在或成团分布，胞体较大，细胞核大，荧光强度稍强（胸腔积液，荧光染色，400倍）

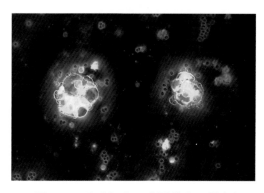

图3-58　肿瘤细胞，成团分布，具有极强的荧光（胸腔积液，荧光染色，400倍）

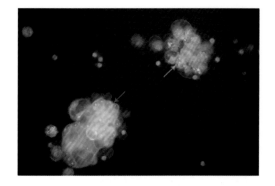

图3-59　肿瘤细胞（红箭所指）与间皮细胞（蓝箭所指），虽然都是成团排列，但是荧光强度明显不同，颜色对比明显（胸腔积液，荧光染色，400倍）

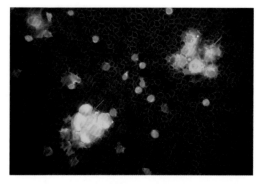

图3-60　腺癌细胞（红箭所指），成团分布，荧光强度强，背景可见大量红细胞；蓝箭所指为间皮细胞（胸腔积液，荧光染色，400倍）

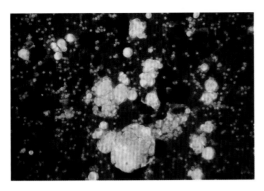

图3-61 腺癌细胞，细胞数量明显增多，散在或成团分布，荧光强度极强（胸腔积液，荧光染色，100倍）

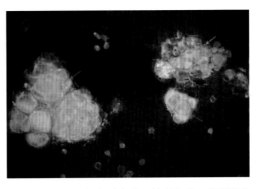

图3-62 腺癌细胞（红箭所指），成团的肿瘤细胞荧光较强；间皮细胞（蓝箭所指），成片分布，细胞结构简单，荧光强度低（胸腔积液，荧光染色，200倍）

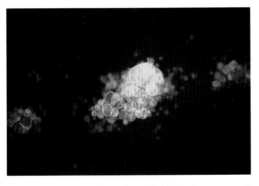

图3-63 腺癌细胞，胞体大小不一，成团分布，荧光强度极强，胰腺癌细胞腹腔转移（腹水，荧光染色，200倍）

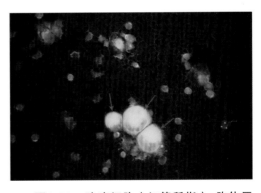

图3-64 腺癌细胞（红箭所指），胞体巨大，散在分布，荧光强度强，细胞核大，核仁明显（胸腔积液，荧光染色，400倍）

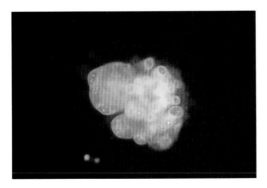

图3-65 腺癌细胞，细胞质丰富，可见腺泡样结构，细胞核大小不一，核仁大而明显（胸腔积液，荧光染色，400倍）

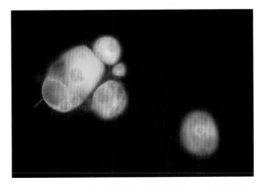

图3-66 腺癌细胞，胞体巨大，细胞质丰富，可见腺泡样结构（红箭所指），多个核，核仁大而明显（胸腔积液，荧光染色，400倍）

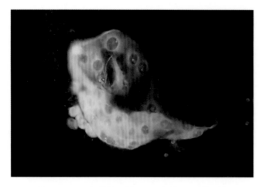

图3-67 腺癌细胞，细胞排列不规整，荧光强度较强，染色质厚重，核仁明显，来源于肺腺癌确诊病例（胸腔积液，荧光染色，400倍）

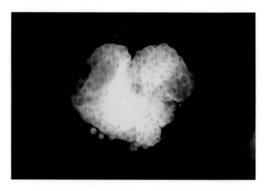

图3-68 腺癌细胞，成团分布，细胞整体荧光强度极强，来源于卵巢癌细胞腹腔转移病例（腹水，荧光染色，200倍）

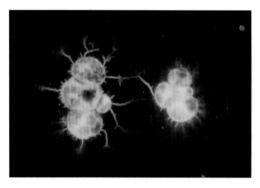

图3-69 腺癌细胞，胞体偏大，细胞质丰富，细胞质内可见腺泡样结构，细胞核大，染色质厚重，细胞荧光强度较强（胸腔积液，荧光染色，400倍）

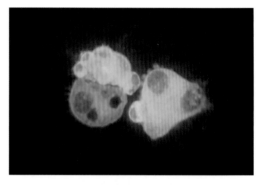

图3-70 腺癌细胞，细胞异型性明显，部分细胞胞体巨大，细胞质丰富，荧光强度较强，来源于肺腺癌确诊病例（胸腔积液，荧光染色，400倍）

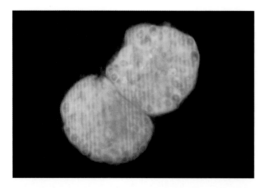

图3-71 腺癌细胞，成团分布，细胞排列紊乱，结构立体，细胞核大，核仁巨大，呈橘红色荧光，来源于乳腺癌细胞胸腔转移病例（胸腔积液，荧光染色，400倍）

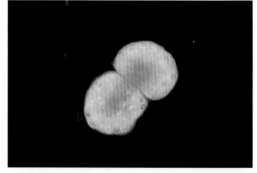

图3-72 腺癌细胞，成团分布，三维立体，细胞结构不清晰，来源于乳腺癌细胞胸腔转移病例（胸腔积液，荧光染色，400倍）

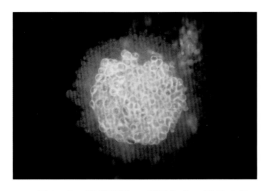

图3-73　腺癌细胞，成团分布，结构立体，荧光强度较强，细胞团边缘可见大量外溢的脂肪滴（胸腔积液，荧光染色，400倍）

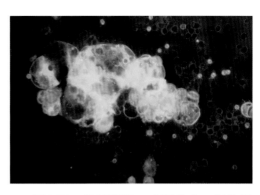

图3-74　腺癌细胞，成团分布，细胞质内可见大量分泌泡，着色较浅，但细胞质厚重的区域，荧光强度高，来源于肺腺癌确诊病例（胸腔积液，荧光染色，400倍）

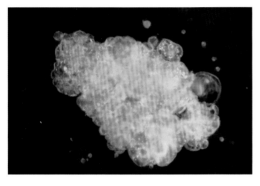

图3-75　腺癌细胞，细胞成团分布，细胞质内可见大量高荧光强度的颗粒，来源于卵巢癌细胞腹腔转移的病例（腹水，荧光染色，400倍）

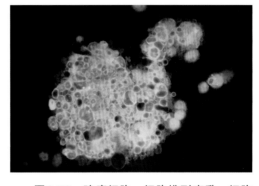

图3-76　腺癌细胞，细胞排列紊乱，细胞质内可见大量脂肪滴，呈空洞样，荧光强度较强（胸腔积液，荧光染色，400倍）

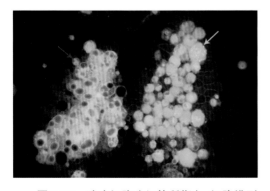

图3-77　腺癌细胞（红箭所指），细胞排列混乱，荧光强度较强，细胞质内可见大量脂类物质；间皮细胞（蓝箭所指），成堆分布，细胞质丰富，呈绿色荧光，细胞核较小（胸腔积液，荧光染色，400倍）

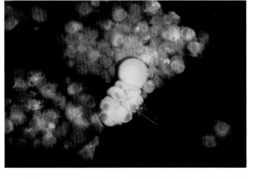

图3-78　腺癌细胞（红箭所指），细胞体积大小不一，荧光强度比周围的间皮细胞强，来源于肺腺癌确诊病例（胸腔积液，荧光染色，400倍）

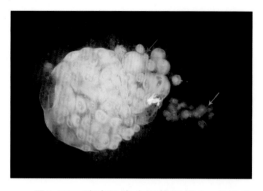

图3-79 腺癌细胞（红箭所指），成团分布，荧光强度较强；间皮细胞（蓝箭所指），胞体较小，荧光强度较低（胸腔积液，荧光染色，400倍）

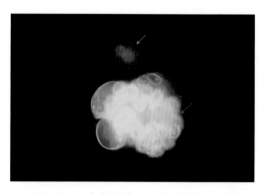

图3-80 腺癌细胞（红箭所指），成团分布，细胞异型性明显，荧光强度较强；间皮细胞（蓝箭所指），胞体较小，荧光强度较低，呈绿色荧光（胸腔积液，荧光染色，400倍）

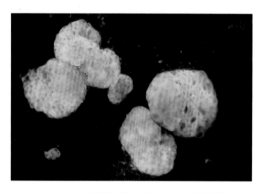

图3-81 腺癌细胞，分布在涂片尾部，细胞结构不清，但荧光强度较强，来源于结肠癌确诊病例（腹水，荧光染色，200倍）

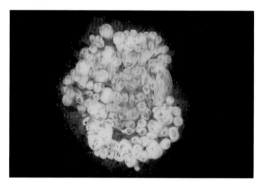

图3-82 腺癌细胞，细胞成堆分布，异型性明显，可见外溢的脂肪滴（胸腔积液，荧光染色，400倍）

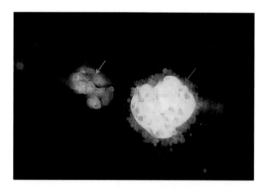

图3-83 腺癌细胞（红箭所指），成团分布，荧光强度较强，细胞团边缘可见外溢的脂肪滴；间皮细胞（蓝箭所指），散在分布，胞体较小，荧光强度较低，呈绿色荧光（胸腔积液，荧光染色，400倍）

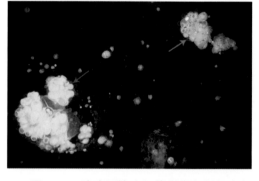

图3-84 腺癌细胞（红箭所指）与间皮细胞（蓝箭所指），从细胞形态和荧光强度很容易区分两类细胞（腹水，荧光染色，200倍）

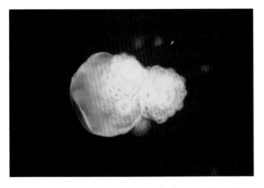

图3-85　腺癌细胞，细胞成团分布，荧光强度较强，边缘细胞胞体巨大（胸腔积液，荧光染色，400倍）

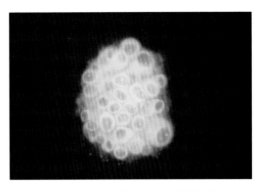

图3-86　腺癌细胞，细胞异型性明显，从细胞形态和荧光强度可以明确为肿瘤细胞（胸腔积液，荧光染色，400倍）

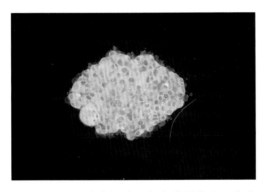

图3-87　腺癌细胞，细胞成团分布，荧光染色后，细胞结构清晰（胸腔积液，荧光染色，400倍）

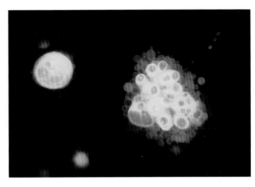

图3-88　腺癌细胞，来源于胃癌细胞腹膜转移病例（腹水，荧光染色，400倍）

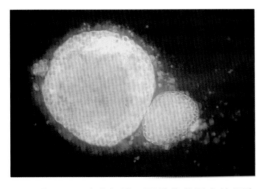

图3-89　腺癌细胞，可见体积巨大的细胞团，三维立体，有光滑的外部轮廓，来源于乳腺癌确诊病例（胸腔积液，荧光染色，200倍）

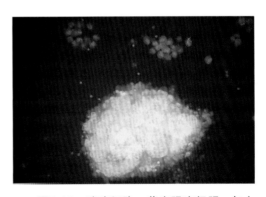

图3-90　腺癌细胞，荧光强度极强，与上方的间皮细胞形成鲜明的对比，来源于肺腺癌确诊病例（胸腔积液，荧光染色，200倍）

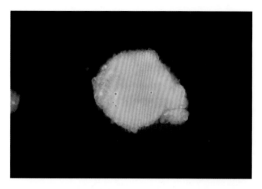

图3-91　腺癌细胞，三维立体，结构不清，表现为极强的荧光（胸腔积液，荧光染色，200倍）

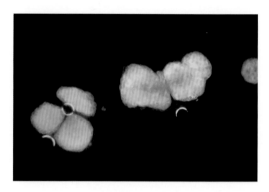

图3-92　腺癌细胞，分布在涂片尾部，荧光强度极高，来源于乳腺癌细胞心包转移病例（心包积液，荧光染色，200倍）

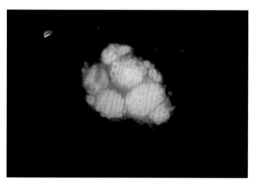

图3-93　腺癌细胞，可见大量荧光强度极强的肿瘤细胞团，来源于肺腺癌细胞胸腔转移病例（胸腔积液，荧光染色，100倍）

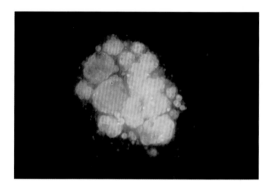

图3-94　腺癌细胞，细胞成团又聚集成堆，荧光强度极强（胸腔积液，荧光染色，100倍）

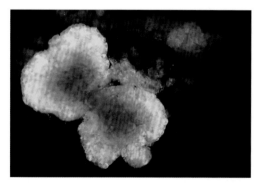

图3-95　腺癌细胞，成团分布，荧光强度极高，细胞团中心区域未染色（胸腔积液，荧光染色，200倍）

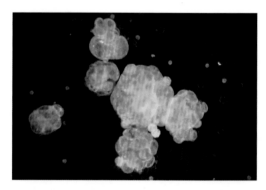

图3-96　腺癌细胞，细胞成团，三维立体，荧光强度极高（腹水，荧光染色，400倍）

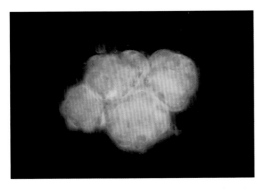

图3-97　低分化腺癌细胞，成团分布，细胞质量少，核质比高（胸腔积液，荧光染色，400倍）

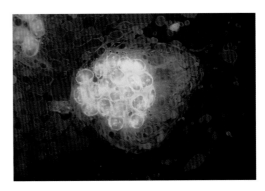

图3-98　低分化腺癌细胞，成堆分布，细胞质量极少，细胞核大，核质比高，荧光强度高（腹水，荧光染色，400倍）

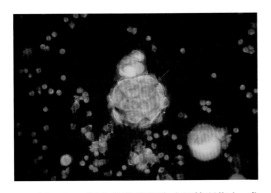

图3-99　低分化腺癌细胞（红箭所指），成团分布，细胞质量极少，核质比高，背景可见大量淋巴细胞（胸腔积液，荧光染色，400倍）

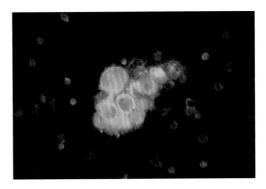

图3-100　低分化腺癌瘤细胞，成堆分布，体积大小不一，异型性明显，来源于胃印戒细胞癌确诊病例（腹水，荧光染色，400倍）

（二）其他种类肿瘤细胞（图3-101～图3-108）

浆膜腔积液肿瘤细胞种类多样，不仅包括原发的间皮瘤、淋巴瘤，还包括其他部位转移的肿瘤细胞。除常见的腺癌细胞外，还可见鳞癌细胞、小细胞癌细胞、黑色素瘤细胞、肉瘤细胞及淋巴瘤细胞等，这些肿瘤细胞的荧光强度不同，需结合细胞形态特征及其他染色技术进一步明确。

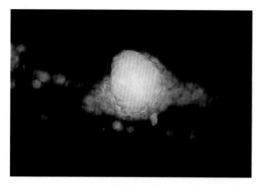

图3-101　小细胞癌细胞，成团的肿瘤细胞荧光强度较强，周围包裹的间皮细胞荧光强度较弱（胸腔积液，荧光染色，200倍）

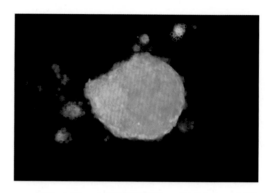

图3-102　小细胞癌细胞，成团分布，细胞质量少，核质比高（胸腔积液，荧光染色，200倍）

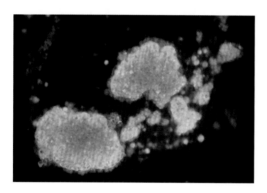

图3-103　小细胞癌细胞，分布在涂片尾部，成团分布（胸腔积液，荧光染色，200倍）

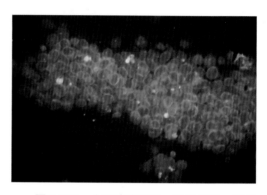

图3-104　小细胞癌细胞，成堆分布，细胞质量极少，部分细胞呈裸核样，细胞整体荧光强度较低（胸腔积液，荧光染色，1000倍）

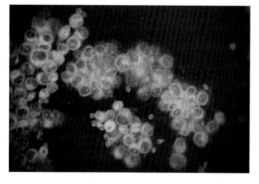

图3-105　肉瘤样癌细胞，细胞散在或呈腺腔样排列，细胞质量少，荧光强度低，细胞核大，染色质薄，但核仁大、畸形，荧光强度稍强，呈橘红色，免疫组化支持肉瘤样癌细胞（胸腔积液，荧光染色，400倍）

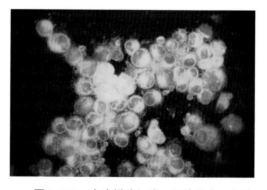

图3-106　肉瘤样癌细胞，细胞散在，细胞质量少，细胞核大，核仁明显，荧光强度稍强（胸腔积液，荧光染色，400倍）

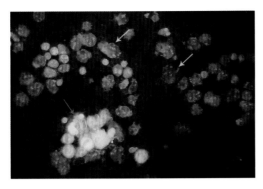

图3-107 淋巴瘤细胞（蓝箭所指），胞质量少，呈浅绿色荧光，细胞核大，核质比高，细胞核呈橘色荧光，核仁数目多个，荧光较强；反应性间皮细胞（红箭所指）呈黄绿色荧光（胸腔积液，荧光染色，400倍）

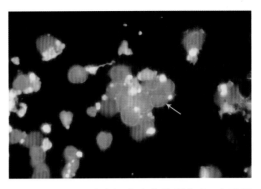

图3-108 鳞癌细胞（蓝箭所指），胞质量少核质比高，胞核荧光强度稍强，来源于肺鳞癌确诊病例（胸腔积液，荧光染色，400倍）

第三节 病例分析

病 例 一

【**病史简介**】 患者，女，54岁，主因"发热1周"收入院。

【**辅助检查**】 超声提示双侧胸腔积液。WBC 16.5×10^9/L；CRP 67.5mg/L；ESR 45mm/h。

【**形态特征**】 胸腔积液，黄色微浊。①瑞-吉染色：涂片以淋巴细胞为主，间皮细胞少量。②荧光染色：淋巴细胞胞体较小，细胞质呈绿色荧光，核质比极高，细胞核橘黄色，无核仁。细胞不同染色效果见图3-109～图3-114。

【**病例分析**】 该患者以发热收入院，超声提示胸腔积液，细胞学以淋巴细胞为主，而且数量明显增多，全片未见肿瘤细胞。依据细胞形态特征及其他检查，不除外结核性胸腔积液。建议临床结合胸腔积液腺苷脱氨酶（ADA）检测、影像学检查及其他检查进一步明确诊断。

【**最终诊断**】 结核性胸膜炎。

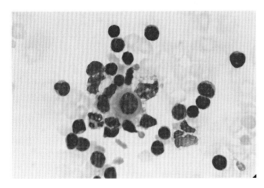

图3-109 淋巴细胞，瑞-吉染色，1000倍

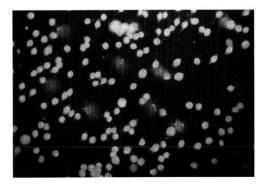

图3-110 淋巴细胞，荧光染色，400倍

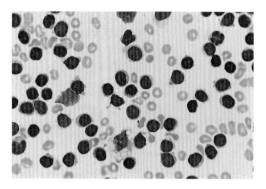

图3-111　淋巴细胞，瑞-吉染色，1000倍

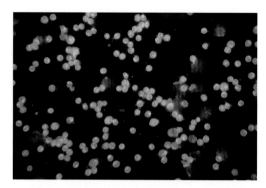

图3-112　淋巴细胞，荧光染色，400倍

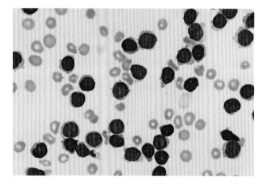

图3-113　淋巴细胞，瑞-吉染色，1000倍

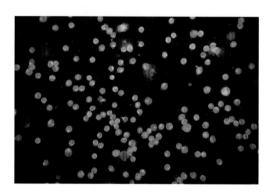

图3-114　淋巴细胞，荧光染色，400倍

病 例 二

【病史简介】　患者，男，44岁，主因"胸闷、气短1月余，加重1周"入院。

【辅助检查】　胸部CT示左胸腔积液。

【形态特征】　胸腔积液，黄色微浊。①瑞-吉染色：以小淋巴细胞为主，嗜酸性粒细胞少量，偶见反应性淋巴细胞（体积偏大，细胞质量少，强嗜碱性，细胞核大，染色质厚重、细致）。②荧光染色：以小淋巴细胞为主，细胞质量极少，细胞核呈橘红色，无核仁。细胞不同染色效果见图3-115～图3-120。

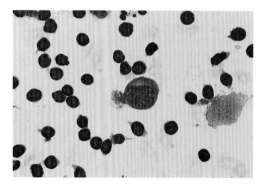

图3-115　淋巴细胞，瑞-吉染色，1000倍

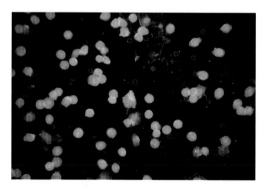

图3-116　淋巴细胞，荧光染色，400倍

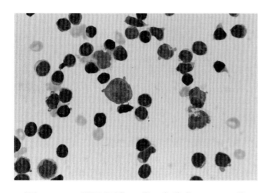

图3-117 淋巴细胞，瑞-吉染色，1000倍

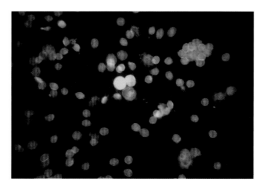

图3-118 淋巴细胞，荧光染色，400倍

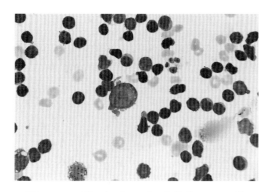

图3-119 淋巴细胞，瑞-吉染色，1000倍

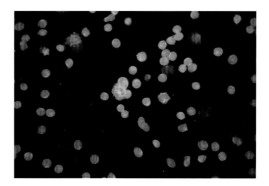

图3-120 淋巴细胞，荧光染色，400倍

【病例分析】 该患者胸闷、气短1月余，CT提示胸腔积液，胸腔积液细胞学瑞-吉染色及荧光染色镜检以小淋巴细胞为主，数量明显增多，而且胸腔积液ADA检测明显增高，结核性胸腔积液可能性大。值得注意的是漏出性浆膜腔积液常以淋巴细胞为主，但细胞总数较低，淋巴细胞明显增多常见于结核、肿瘤、炎症等疾病，需要结合病史及其他检查进一步明确诊断。

【最终诊断】 肺结核伴胸腔积液。

病 例 三

【病史简介】 患者，女，40岁，主因"腹胀、腹痛20天"入院。

【辅助检查】 腹部CT示小肠积气，腹水；血常规：嗜酸性粒细胞56%↑。

【形态特征】 腹水，黄色浑浊。①瑞-吉染色：有核细胞明显增多，嗜酸性粒细胞96%（细胞质内可见大量橘红色嗜酸颗粒），间皮细胞少量，嗜碱性粒细胞偶见。②荧光染色：嗜酸性粒细胞荧光强度较弱，细胞质呈淡绿色荧光，胞核呈橘黄色荧光，胞核2～3叶。细胞染色效果见图3-121～图3-126。

【病例分析】 瑞-吉染色时嗜酸性粒细胞内含大量橘红色的嗜酸颗粒，荧光染色嗜酸性粒细胞荧光较低。嗜酸性粒细胞明显增多常见于变态反应性疾病、寄生虫感染及血气腹等。

【最终诊断】 嗜酸性粒细胞性肠胃炎。

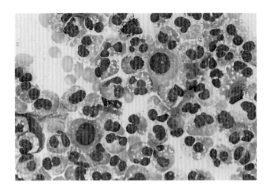

图3-121　嗜酸性粒细胞、间皮细胞，瑞-吉染色，1000倍

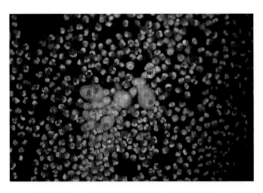

图3-122　嗜酸性粒细胞、间皮细胞，荧光染色，400倍

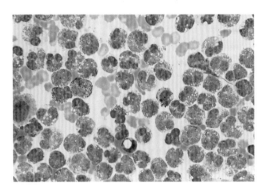

图3-123　嗜酸性粒细胞，瑞-吉染色，1000倍

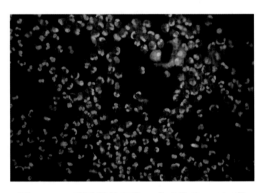

图3-124　嗜酸性粒细胞，荧光染色，400倍

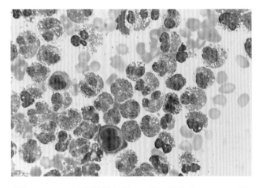

图3-125　嗜酸性粒细胞，瑞-吉染色，1000倍

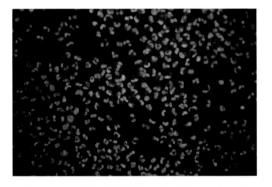

图3-126　嗜酸性粒细胞，荧光染色，400倍

病　例　四

【病史简介】　患者，男，54岁，主因"咳嗽、咳痰，发热3天"收入院。

【辅助检查】　胸部CT提示肺纹理增粗，右肺可见片状影，双侧胸腔积液。

【形态特征】　胸腔积液，黄色微浊。①瑞-吉染色：有核细胞明显增多，以间皮细胞为主，淋巴细胞少量，巨噬细胞易见，未见异型细胞。②荧光染色：箭头所指均为间皮细胞，数量明显增多，细胞质呈绿色荧光。细胞染色效果见图3-127～图3-132。

【**病例分析**】　该病例有核细胞明显增多，以间皮细胞增多为主，但细胞成堆分布，该类细胞荧光强度较低，细胞质呈绿色荧光，未见强荧光表现的细胞，可以排除肿瘤细胞。

【**最终诊断**】　肺部感染。

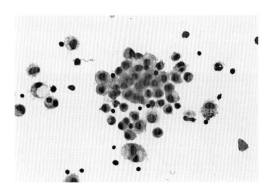

图3-127　间皮细胞，瑞-吉染色，200倍

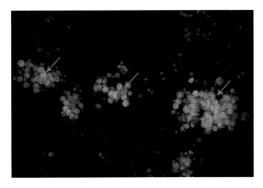

图3-128　间皮细胞（蓝箭所指），荧光染色，200倍

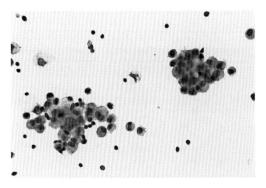

图3-129　间皮细胞，瑞-吉染色，200倍

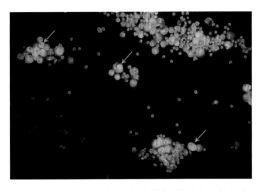

图3-130　间皮细胞（蓝箭所指），荧光染色，200倍

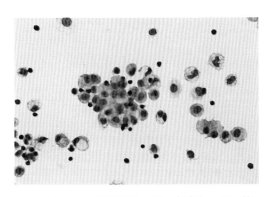

图3-131　间皮细胞，瑞-吉染色，200倍

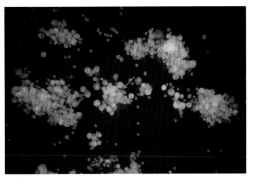

图3-132　间皮细胞（蓝箭所指），荧光染色，200倍

病 例 五

【病史简介】 患者，男，85岁，主因"憋喘伴下肢水肿1年，进行性加重1个月"入院。

【辅助检查】 右肺上叶团片影，双肺气肿，双侧胸腔积液。

【形态特征】 胸腔积液，黄色微浊。①瑞-吉染色：有核细胞明显增多，以淋巴细胞为主，间皮细胞易见，可见少量反应性间皮细胞，全片未见异型细胞。②荧光染色：以淋巴细胞为主，间皮细胞易见，反应性间皮细胞荧光强度稍强，呈黄绿色，退变间皮细胞胞体不完整，细胞质呈绿色荧光。细胞染色效果见图3-133～图3-138。

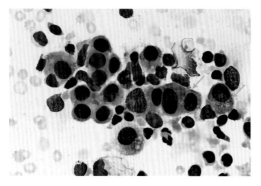

图3-133　反应性间皮细胞（蓝箭所指）瑞-吉染色，1000倍

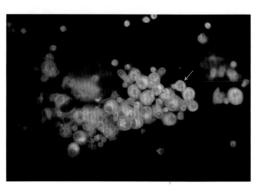

图3-134　反应性间皮细胞（蓝箭所指），荧光染色，200倍

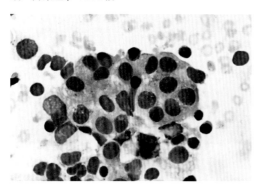

图3-135　间皮细胞，瑞-吉染色，1000倍

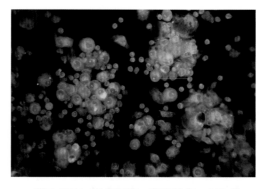

图3-136　间皮细胞，荧光染色，200倍

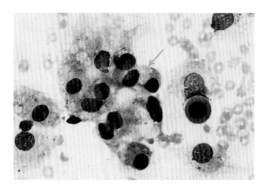

图3-137　退变间皮细胞（蓝箭所指），瑞-吉染色，1000倍

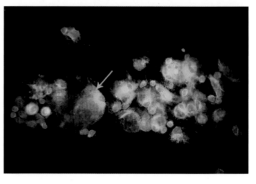

图3-138　退变间皮细胞（蓝箭所指），荧光染色，200倍

【**病例分析**】 该病例出现多种形态的间皮细胞，正常间皮细胞与退变间皮细胞细胞质呈绿色，为低荧光表现；反应性间皮细胞胞体规整，核质比稍高，细胞质荧光强度稍强，呈黄绿色。AIE荧光染色不仅可以区别腺癌细胞和间皮细胞，而且有助于间皮细胞种类的鉴别。

【**最终诊断**】 肺炎、胸腔积液。

病 例 六

【**病史简介**】 患者，男，61岁，主因"咳嗽、咳痰"入院。

【**辅助检查**】 超声提示双侧胸腔积液。

【**形态特征**】 胸腔积液，淡黄色微浊。①瑞－吉染色：镜下可见大量退变间皮细胞，胞体不规则，细胞质量丰富，其内出现大量脂质空泡，呈泡沫样，细胞核圆形或不规则，部分细胞核受到空泡挤压偏向一侧，呈印戒样。②荧光染色：胞体不完整，细胞质丰富，呈绿色荧光，细胞质内可见脂类物质（不着色）。细胞染色效果见图3-139～图3-144。

【**病例分析**】 胸腔积液有核细胞明显增多，细胞退化现象明显，泡沫样细胞质是由于细胞内含有大量脂类，被溶解以后形成了空泡。荧光染色呈绿色，荧光强度较低，提示该类细胞为良性细胞。

【**最终诊断**】 肺部炎症合并胸腔积液。

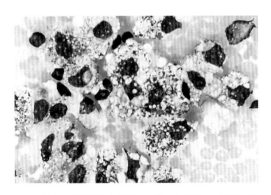

图3-139 退变间皮细胞，瑞－吉染色，1000倍

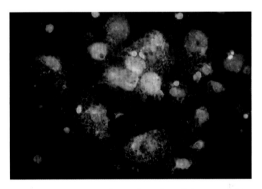

图3-140 退变间皮细胞，荧光染色，400倍

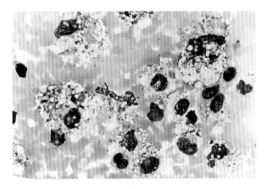

图3-141 退变间皮细胞，瑞－吉染色，1000倍

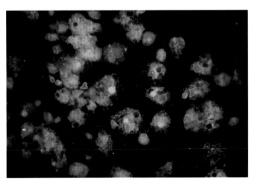

图3-142 退变间皮细胞，荧光染色，400倍

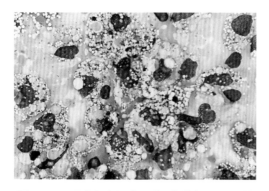

图3-143　退变间皮细胞，瑞-吉染色，1000倍

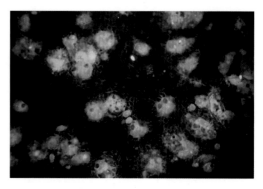

图3-144　退变间皮细胞，荧光染色，400倍

病　例　七

【病史简介】　患者，男，56岁，一年前被诊断为肺癌，本次因"咳嗽、胸痛1周"收入院。

【辅助检查】　超声提示单侧胸腔积液；CT提示肺部占位性病变。

【形态特征】　胸腔积液，淡黄色微浊。①瑞-吉染色：可见大量肿瘤细胞：细胞成团分布，三维立体，排列紊乱；退变间皮细胞易见。②荧光染色：肿瘤细胞成团分布，细胞质荧光强度极强，呈黄色荧光，细胞核呈橘红色，核仁深染。细胞染色效果见图3-145～图3-150。

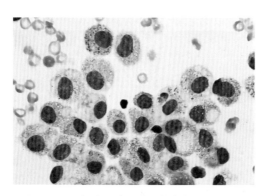

图3-145　间皮细胞，瑞-吉染色，1000倍

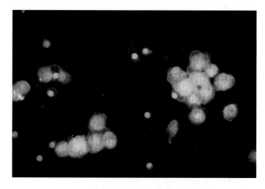

图3-146　间皮细胞，荧光染色，200倍

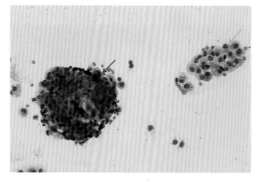

图3-147　肿瘤细胞（红箭所指），间皮细胞（蓝箭所指），瑞-吉染色，200倍

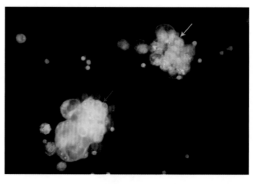

图3-148　肿瘤细胞（红箭所指），间皮细胞（蓝箭所指），荧光染色，200倍

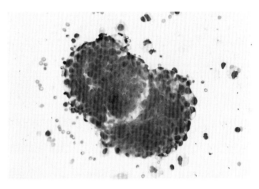

图3-149　肿瘤细胞，瑞-吉染色，200倍

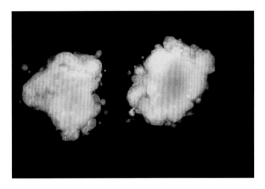

图3-150　肿瘤细胞，荧光染色，200倍

【病例分析】　该患者有肺癌病史，CT提示肺部占位性病变，出现胸腔积液。胸腔积液细胞学检查，可见大量肿瘤细胞，成团分布，荧光强度极强，呈亮黄色，间皮细胞细胞质呈绿色荧光，颜色对比明显，有利于良、恶性细胞的鉴别。

【最终诊断】　肺腺癌伴胸腔转移。

病　例　八

【病史简介】　患者，女，72岁，主因"咳嗽、胸闷、气短"入院。

【辅助检查】　右肺占位性病变，右侧胸腔积液。肿瘤标志物CEA 297.2ng/ml，CYFRA211 3.40 ng/ml。

【形态特征】　胸腔积液，黄色微浊。①瑞-吉染色：肿瘤细胞成堆分布，胞体巨大，细胞质丰富，强嗜碱性，可见腺泡样结构，细胞核大，圆形或椭圆形，染色质呈粗颗粒状，厚重感，核仁大而明显。②荧光染色：细胞成团分布，胞体大，细胞边界不清，细胞质呈现亮黄色荧光，细胞核橘红色，核仁深染，易与正常间皮相区分。细胞染色效果见图3-151～图3-156。

【病例分析】　从细胞形态特征分析，良性上皮细胞荧光较弱，呈绿色荧光；肿瘤细胞荧光较强，呈亮黄色荧光，颜色对比明显，有利于良、恶性细胞的鉴别。

【最终诊断】　肺腺癌。

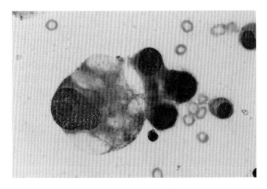

图3-151　肿瘤细胞，瑞-吉染色，1000倍

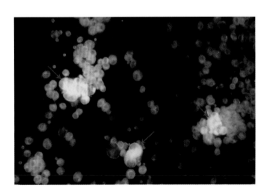

图3-152　肿瘤细胞（红箭所指），荧光染色，200倍

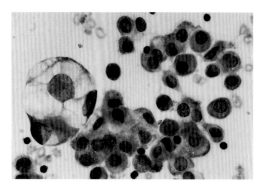

图 3-153　肿瘤细胞，瑞 - 吉染色，1000 倍

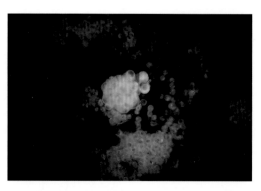

图 3-154　肿瘤细胞（红箭所指），荧光染色，200 倍

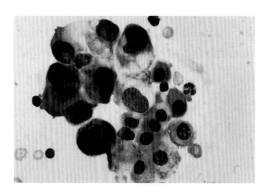

图 3-155　肿瘤细胞，瑞 - 吉染色，1000 倍

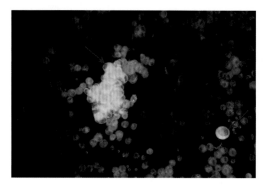

图 3-156　肿瘤细胞（红箭所指），荧光染色，200 倍

病　例　九

【病史简介】　患者，女，65 岁，主因"咳嗽、气短 10 余天，加重 4d"入院。

【辅助检查】　胸部 CT 示左肺团块状影，左侧胸腔积液。肿瘤标志物 CEA 12.72ng/ml，CYFRA211 66.00 ng/ml。

【形态特征】　胸腔积液，黄色微浊。①瑞 - 吉染色：肿瘤细胞散在分布，胞体巨大，体积大小不等，细胞质丰富，呈蓝色，细胞核大，染色质厚重，核仁明显。②荧光染色：肿瘤细胞胞体大，细胞质呈荧光强度较强，细胞核大，呈橘红色，核仁隐约可见。细胞染色效果见图 3-157 ～图 3-162。

【病例分析】　胸腔积液有核细胞增多，可见大量异型细胞，从细胞形态角度分析，考虑肿瘤细胞。该类细胞荧光强度较强，而且异型性明显，进一步明确该类细胞为恶性细胞。

【最终诊断】　肺腺癌伴神经内分泌分化。

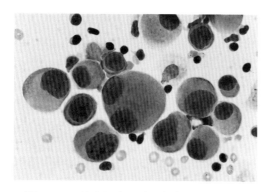

图3-157　肿瘤细胞，瑞-吉染色，1000倍

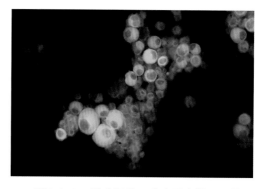

图3-158　肿瘤细胞，荧光强度较强，荧光染色，400倍

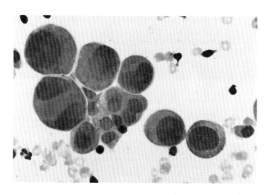

图3-159　肿瘤细胞，瑞-吉染色，1000倍

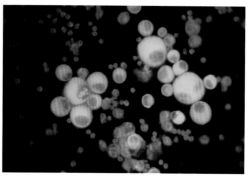

图3-160　肿瘤细胞，荧光强度较强，荧光染色，400倍

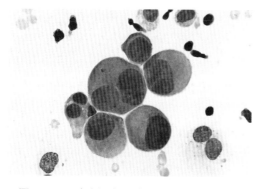

图3-161　肿瘤细胞，瑞-吉染色，1000倍

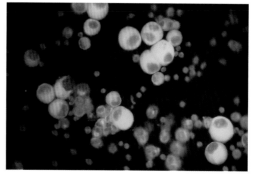

图3-162　肿瘤细胞，荧光染色，400倍

病　例　十

【病史简介】　患者，女，65岁，主因"咳嗽、气短10余天，加重4d"入院。

【辅助检查】　影像学提示左肺团块状影，左侧胸腔积液。

【形态特征】　胸腔积液，黄色微浊。①瑞-吉染色：有核细胞增多，可见大量异型细胞，散在分布，胞体明显大小不等，细胞质丰富，细胞核大，染色质细腻，核仁明显。②荧光染色：可见大量异型细胞，细胞质呈亮黄色，荧光强度与间皮细胞有明显区别，间皮细胞呈绿色，荧光强度较低。细胞染色效果见图3-163～图3-168。

【病例分析】　该患者影像学可见肺部团块影合并胸腔积液，胸腔积液细胞学检查有助于疾病的诊断，标本容易获得、创伤性小。该病例使用瑞-吉染色和荧光染色两种染色方法，细胞形态和荧光强度都提示涂片中异型细胞为肿瘤细胞。

【最终诊断】　肺腺癌。

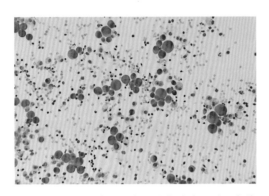

图 3-163　肿瘤细胞，散在分布，瑞-吉染色，200倍

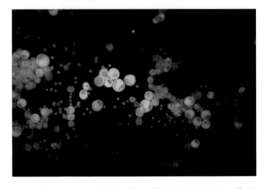

图 3-164　肿瘤细胞，荧光强度极强，荧光染色，200倍

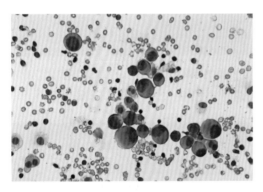

图 3-165　肿瘤细胞，异型性明显，瑞-吉染色，400倍

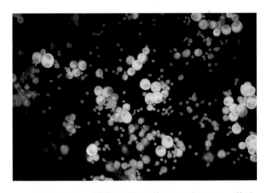

图 3-166　肿瘤细胞，荧光强度极强，荧光染色，200倍

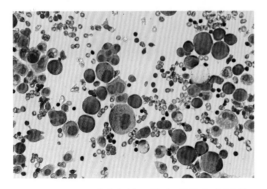

图 3-167　肿瘤细胞，体积明显大小不等，瑞-吉染色，400倍

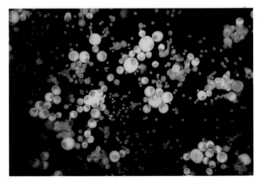

图 3-168　肿瘤细胞，细胞质呈亮黄色，荧光染色，200倍

病例十一

【**病史简介**】　患者，男，85岁，主因"间断咯血1年余，加重伴气短、双下肢浮肿1个月"入院。

【**辅助检查**】　胸部CT提示右侧见块状高密度影，右侧胸腔积液；肿瘤标志物：CA125 4201U/ml，CA153 258.8U/ml，CYFRA211＞500 ng/ml，NSE 107.2 ng/ml，SCC 2.73ng/ml，ProGRP 68.24pg/ml，CEA 281.4ng/ml。

【**形态特征**】　胸腔积液，血性。①瑞-吉染色：有核细胞增多，淋巴细胞少量，可见大量异型细胞（该类细胞成堆分布，胞体巨大，细胞质丰富，细胞核大、不规则，染色质致密，核仁大而明显。②荧光染色：在涂片尾部可见大量强荧光细胞，成堆分布，背景可见大量间皮细胞。细胞染色效果见图3-169～图3-174。

【**病例分析**】　该患者胸腔积液可见大量异型细胞，细胞体积巨大，胞核大、畸形，核仁大而明显，具有肿瘤细胞基本特征；荧光染色这类异型细胞表现为极强的荧光，背景中的间皮细胞荧光强度较低。

【**最终诊断**】　肺癌晚期。

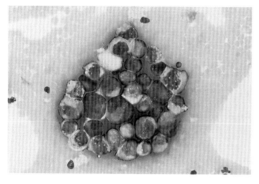

图3-169　肿瘤细胞，成堆分布，瑞-吉染色，400倍

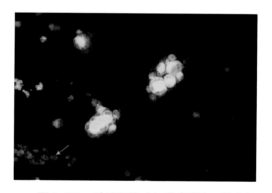

图3-170　肿瘤细胞（红箭所指）；间皮细胞（蓝箭所指）荧光染色，200倍

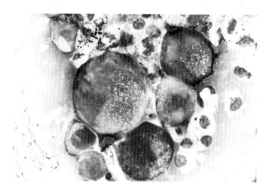

图3-171　肿瘤细胞，体积巨大，瑞-吉染色，1000倍

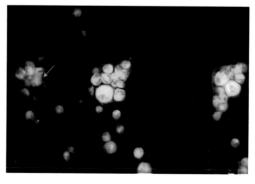

图3-172　肿瘤细胞（红箭所指）；间皮细胞（蓝箭所指），荧光染色，200倍

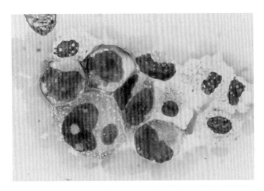

图3-173 肿瘤细胞，胞核大，核仁明显，瑞-吉染色，1000倍

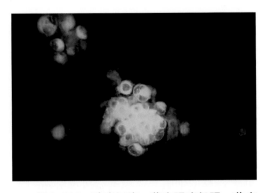

图3-174 肿瘤细胞，荧光强度极强，荧光染色，200倍

病例十二

【病史简介】 患者，男，61岁，主因"胸闷、气短2个月，加重1周"入院。

【辅助检查】 胸部CT提示左肺阴影。

【形态特征】 胸腔积液，血性。①瑞-吉染色：有核细胞明显增多，可见大量异型细胞，该类细胞散在分布，细胞体稍偏大，细胞质丰富，细胞核明显偏位。②荧光染色：可见大量强荧光表现的细胞，细胞质呈亮黄色，细胞核橘红色，核仁深染。细胞染色效果见图3-175～图3-180。

【病例分析】 该病例胸腔积液可见大量异型细胞，瑞-吉染色后该类细胞与间皮细胞大小、形态相似，很难鉴别；该类细胞与间皮细胞相比，细胞核不规则，染色质偏厚重，核仁明显；而使用AIE荧光染色，异型细胞表现为强荧光，而间皮细胞荧光强度较弱，有助于肿瘤细胞的鉴别。

【最终诊断】 肺腺癌。

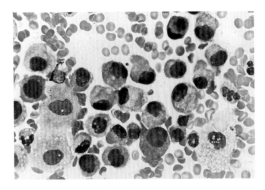

图3-175 肿瘤细胞，体积偏大，瑞-吉染色，1000倍

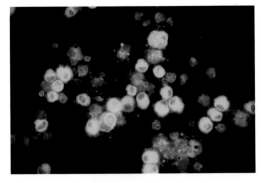

图3-176 肿瘤细胞，细胞质强荧光，荧光染色，200倍

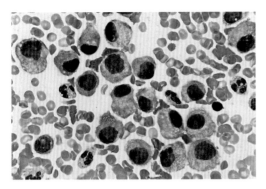

图3-177 肿瘤细胞，胞核不规则、偏位，瑞-吉染色，1000倍

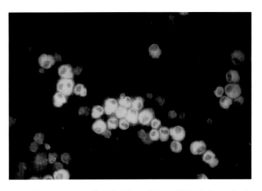

图3-178 肿瘤细胞，细胞质强荧光，荧光染色，200倍

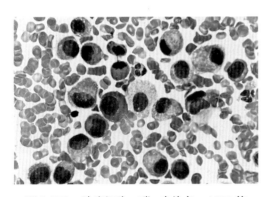

图3-179 肿瘤细胞，瑞-吉染色，1000倍

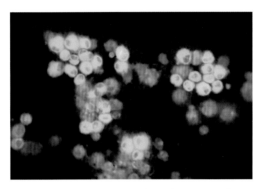

图3-180 肿瘤细胞，荧光染色，200倍

病例十三

【病史简介】 患者，男，69岁，主因"咳嗽、咳痰伴气短3个月，右侧胸痛2个月，气短加重2天"入院。

【辅助检查】 胸部CT提示右肺中叶肺癌，伴纵隔及右肺门淋巴结转移；右肺下叶小结节性质待定，肝多发囊肿；右侧大量胸腔积液。

【形态特征】 胸腔积液，黄色微浊。①瑞-吉染色：可见大量肿瘤细胞，成堆或成团分布，胞体巨大，细胞质丰富，细胞核圆形或不规则，核染色质厚重，核仁明显。②荧光染色：可见大量强荧光表现的细胞，该类细胞胞体巨大，细胞质丰富，细胞质呈亮黄色荧光，细胞核呈橘红色，核仁深染。细胞染色效果见图3-181～图3-186。

【病例分析】 该病例胸腔积液可见大量肿瘤细胞，细胞异型性明显，细胞核巨大、畸形，从细胞形态不难鉴别，考虑非小细胞癌。浆膜腔积液可以发现肿瘤细胞，但很多情况不能明确肿瘤细胞的来源和类型，需要结合病史、影像学检查、细胞免疫组化染色进一步分析。

【最终诊断】 肺腺癌。

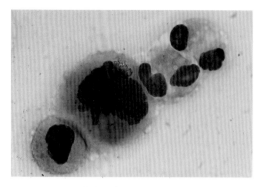

图 3-181　肿瘤细胞，瑞-吉染色，1000 倍

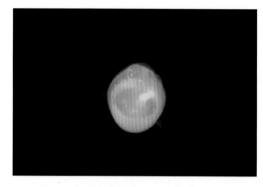

图 3-182　肿瘤细胞，荧光染色，1000 倍

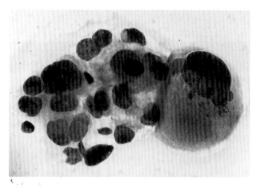

图 3-183　肿瘤细胞，瑞-吉染色，1000 倍

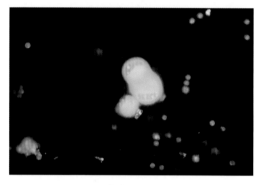

图 3-184　肿瘤细胞，荧光染色，400 倍

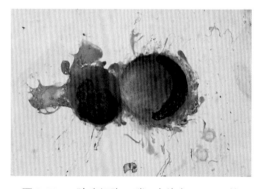

图 3-185　肿瘤细胞，瑞-吉染色，1000 倍

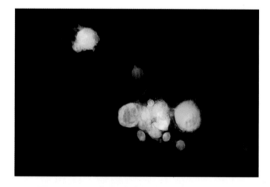

图 3-186　肿瘤细胞，荧光染色，400 倍

病例十四

【病史简介】　患者，男，90 岁，主因"反复气短 4 年，加重 1 天"入院。

【辅助检查】　胸部 CT 提示右侧胸腔积液（包裹性），右肺中叶不张。胸腔超声：胸腔液性。免疫肿瘤标志物：CEA 779.8ng/ml，NSE 29.57ng/ml，CA19-9 73.14U/ml，CYFRA211 145.7 ng/ml。

【形态特征】　胸腔积液，血性。①瑞-吉染色：有核细胞增多，淋巴细胞少量，可见大量异型细胞（该类细胞胞体巨大，部分细胞边界不清，细胞质丰富，细胞质内可见大量黏液空泡，细胞核大，核仁大而明显）。②荧光染色：可见大量荧光强度较高的细胞，成堆或散在分布，胞体巨大，细胞核大，核仁深染。细胞染色效果见图3-187～图3-192。

【病例分析】　该病例中的肿瘤细胞异型性明显，但是与退变间皮细胞不易鉴别。因肿瘤细胞细胞质内含有体积较大的空泡，细胞质荧光强度降低，无空泡的细胞表现为强

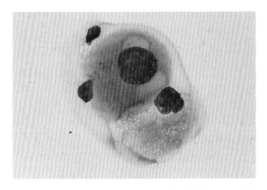

图3-187　肿瘤细胞，胞体巨大，瑞-吉染色，1000倍

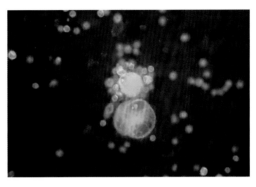

图3-188　肿瘤细胞，荧光染色，400倍

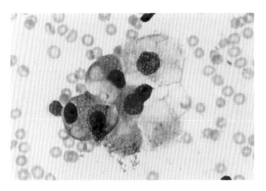

图3-189　肿瘤细胞，成堆分布，瑞-吉染色，1000倍

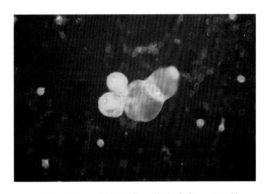

图3-190　肿瘤细胞，荧光染色，400倍

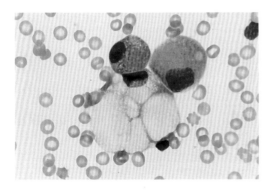

图3-191　肿瘤细胞，可见分泌泡，瑞-吉染色，1000倍

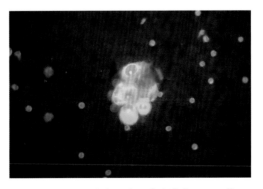

图3-192　肿瘤细胞，荧光染色，400倍

荧光。因此，对于不易鉴别的肿瘤细胞，需要结合细胞形态及多种染色技术综合分析。

【**最终诊断**】　肺腺癌胸膜转移。

病例十五

【**病史简介**】　患者，男，86岁，主因"间断胸闷8年，气短半个月"入院。

【**辅助检查**】　胸部CT提示左肺上叶尖后段多发团块影，双肺多发结节，左侧胸腔积液。

【**形态特征**】　胸腔积液，黄色微浊。①瑞-吉染色：有核细胞增多，淋巴细胞及嗜酸性粒细胞易见，可见大量异型细胞（成堆或成团分布，胞体偏大，细胞质丰富，染色质厚重、致密）。②荧光染色：在涂片尾部可见大量成堆分布的强荧光表现的细胞，大小不等，细胞质丰富，细胞核呈橘红色荧光。细胞染色效果见图3-193～图3-198。

【**病例分析**】　该病例中的肿瘤细胞体积偏大，与反应性间皮细胞不易鉴别。肿瘤细胞胞核不规则，染色质更厚重、致密，而间皮细胞染色质薄，呈颗粒状。荧光染色有助于细胞的鉴别，肿瘤细胞呈强荧光，细胞质为亮黄色，而间皮细胞细胞质为绿色荧光。

【**最终诊断**】　肺腺癌。

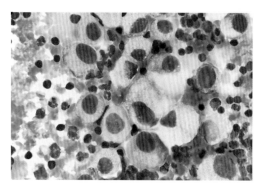

图3-193　肿瘤细胞，胞体偏大，瑞-吉染色，1000倍

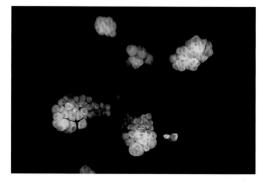

图3-194　肿瘤细胞，成堆分布，荧光染色，200倍

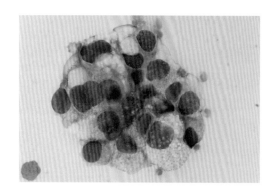

图3-195　肿瘤细胞，成团分布，瑞-吉染色，1000倍

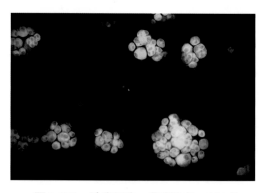

图3-196　肿瘤细胞，荧光染色，200倍

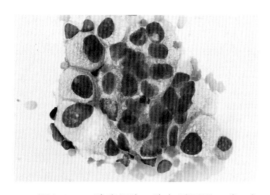

图3-197 肿瘤细胞，染色质厚重，瑞-吉染色，1000倍

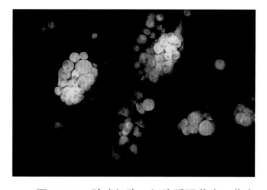

图3-198 肿瘤细胞，细胞质强荧光，荧光染色，400倍

病例十六

【病史简介】 患者，男，72岁，主因"间断中上腹疼痛1月余"入院。

【辅助检查】 腹部彩超提示下腹部腹水。PET/CT：胰腺占位。CEA 9.68ng/ml，CA72-4 194.7 U/ml。

【形态特征】 腹水，黄色浑浊。①瑞-吉染色：有核细胞增多，可见大量肿瘤细胞，胞体巨大，成团分布，细胞质丰富，云雾状，细胞质可见腺泡样结构，细胞核大，核仁大而明显。②荧光染色：可见大量强荧光表现的细胞，成团或散在分布，部分细胞胞体巨大，细胞质呈亮黄色荧光，细胞核呈橘红色荧光。细胞染色效果见图3-199～图3-204。

【病例分析】 该病例中的细胞为典型的腺癌细胞，细胞成团，细胞质丰富，其内可见分泌泡。瑞-吉染色与荧光染色均可明确是腺癌细胞。

【最终诊断】 胰尾恶性肿瘤，淋巴转移。

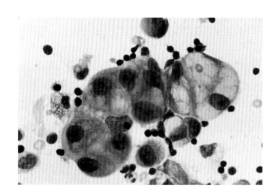

图3-199 肿瘤细胞，成团分布，瑞-吉染色，1000倍

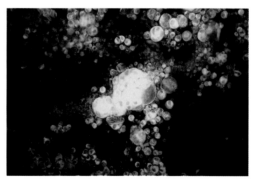

图3-200 肿瘤细胞，荧光强度极强，荧光染色，400倍

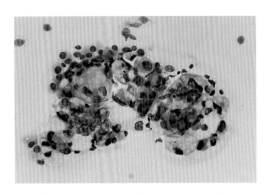

图3-201 肿瘤细胞，成团分布，瑞－吉染色，400倍

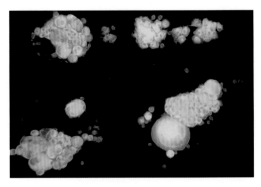

图3-202 肿瘤细胞，成团或散在分布，荧光染色，400倍

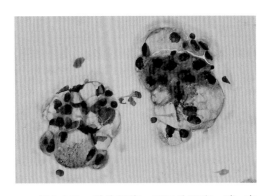

图3-203 肿瘤细胞，可见分泌泡，瑞－吉染色，400倍

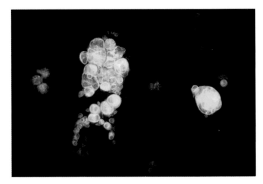

图3-204 肿瘤细胞，荧光强度极强，荧光染色，400倍

病例十七

【病史简介】 患者，女，64岁，主因"结肠癌术后1年"入院。

【辅助检查】 CT提示升结肠占位，腹水。

【形态特征】 腹水，黄色浑浊。①瑞－吉染色：可见大量肿瘤细胞，胞体巨大，成团或成堆分布，细胞质丰富，细胞内可见大量脂质空泡，细胞核大，不规则，染色质厚重。②苏丹Ⅲ染色：胞体巨大，细胞内的脂质成分被染成橘红色。③荧光染色：肿瘤细胞成团分布，细胞质呈亮黄色荧光，荧光强度较强，脂类物质不着色。细胞染色效果见图3-205～图3-210。

【病例分析】 该病例腹水中的肿瘤细胞可见大量脂类物质，瑞－吉染色后脂类物质溶解，苏丹Ⅲ染色可以鉴别胞质内的脂质成分，荧光染色肿瘤细胞荧光强度极强，免疫组化支持腺癌。

【最终诊断】 结肠癌晚期（右半结肠）黏液腺癌，侵犯肠壁全层，肠周淋巴转移。

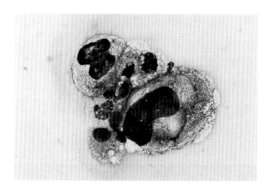

图3-205 肿瘤细胞，细胞体巨大，瑞-吉染色，1000倍

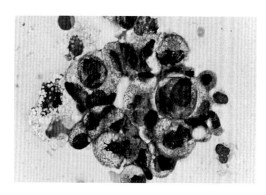

图3-206 肿瘤细胞，可见大量脂质空泡，瑞-吉染色，1000倍

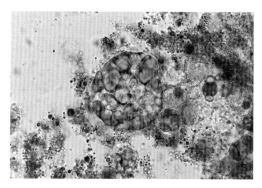

图3-207 肿瘤细胞，细胞内可见大量脂肪滴，苏丹Ⅲ染色，1000倍

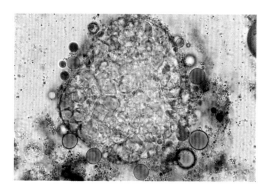

图3-208 肿瘤细胞，苏丹Ⅲ染色，1000倍

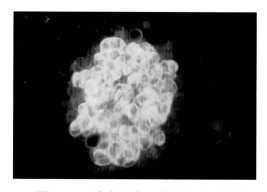

图3-209 肿瘤细胞，成团分布，荧光染色，1000倍

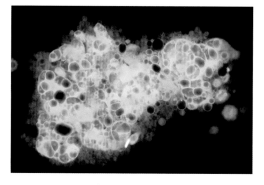

图3-210 肿瘤细胞，脂肪滴不着色，荧光染色，1000倍

病例十八

【病史简介】 患者，男，79岁，主因"咳嗽、咳痰伴胸闷气短5月余"入院。

【辅助检查】 胸部CT提示右肺中叶及下叶见斑点状高密度影，右侧胸腔见大量积液，双侧腋窝见多发增大淋巴结密度影。

【形态特征】 胸腔积液，淡红色微浊。①瑞-吉染色：有核细胞增多，可见大量肿瘤细胞，该类细胞成团分布，三维立体，细胞边界不清，成团细胞中间部分结构不清楚。②荧光染色：在涂片尾部可见强荧光表现的细胞团，外部轮廓光滑，细胞核大小一致，核仁深染。细胞染色效果见图3-211～图3-216。

【病例分析】 该病例中的肿瘤细胞成团分布，结构立体，细胞排列混乱，瑞-吉染色中心区域的细胞结构不清，只有边缘的细胞结构清晰。分析单个细胞，体积小，细胞

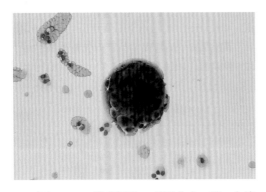

图3-211 肿瘤细胞，成团分布，瑞-吉染色，400倍

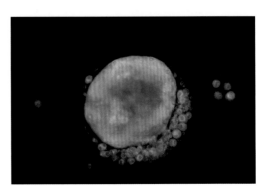

图3-212 肿瘤细胞，成团分布，荧光染色，400倍

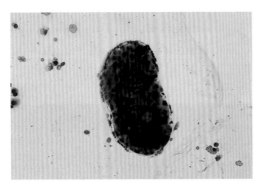

图3-213 肿瘤细胞，细胞结构不清，瑞-吉染色，400倍

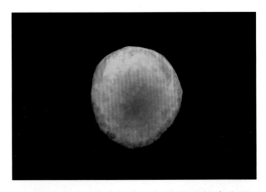

图3-214 肿瘤细胞，细胞团外轮廓光滑，荧光染色，400倍

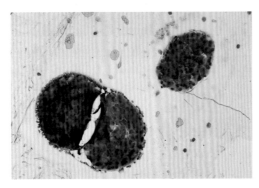

图3-215 肿瘤细胞，瑞-吉染色，400倍

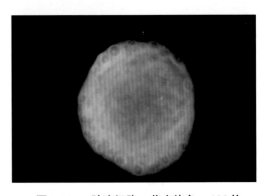

图3-216 肿瘤细胞，荧光染色，400倍

核小，细胞异型性不明显，只能通过细胞排列和结构进行判断，但荧光染色细胞表现为强荧光，有助于肿瘤细胞的诊断。

【最终诊断】　肺腺癌。

病例十九

【病史简介】　患者，女，46岁，主因"发现左乳肿物10余年，确诊乳腺癌5月余"入院。

【辅助检查】　乳头内陷，咳嗽、气短，左乳占位性病变，双侧胸腔积液、心包积液，骨扫描不除外骨转移。

【形态特征】　胸腔积液，黄色浑浊。①瑞-吉染色：肿瘤细胞成团或乳头状排列，三维立体，细胞边界不清，胞核较小。②荧光染色：肿瘤细胞成团分布，荧光强度较强，细胞质亮黄色，由于成团细胞的细胞数量较多，中心区域着色偏浅。细胞染色效果见图3-217～图3-222。

【病例分析】　该病例中的细胞成团排列，为典型的腺癌细胞，结合病史，考虑乳腺癌细胞胸腔转移，免疫组化支持腺癌。

【最终诊断】　左乳导管浸润癌晚期、胸膜转移。

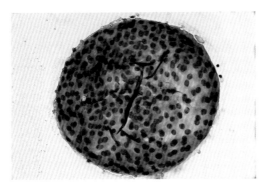

图3-217　肿瘤细胞，细胞成团分布，瑞-吉染色，400倍

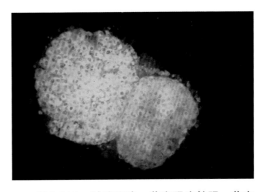

图3-218　肿瘤细胞，荧光强度较强，荧光染色，200倍

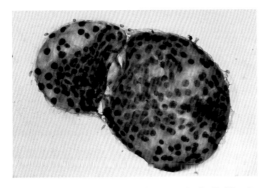

图3-219　肿瘤细胞，呈乳头状排列，瑞-吉染色，400倍

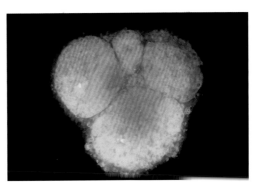

图3-220　肿瘤细胞，结构立体，荧光染色，200倍

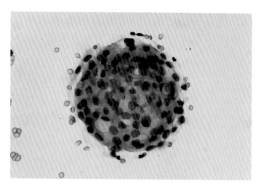

图3-221 肿瘤细胞，结构立体，瑞-吉染色，400倍

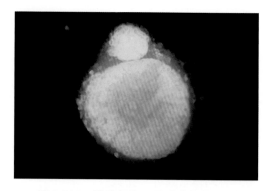

图3-222 肿瘤细胞，呈乳头状排列，荧光染色，200倍

病例二十

【病史简介】 患者，女，64岁，主因"卵巢癌2年余，无诱因胸闷、气短数月"入院。

【辅助检查】 CT提示右侧卵巢癌腹腔内多发转移，腹水。

【形态特征】 腹水，黄色微浊。①瑞-吉染色：有核细胞明显增多，见大量成团或成片分布的细胞，细胞排列混乱，细胞质边界不清，胞体较小，胞质量少，细胞核偏小，依据细胞形态不除外肿瘤细胞。②荧光染色：成团分布的细胞表现为极强荧光，背景可见大量低荧光强度的间皮细胞，两类细胞颜色和荧光强度有明显的区别，强荧光表现的细胞考虑为肿瘤细胞。细胞染色效果见图3-223～图3-228。

【病例分析】 该病例肿瘤细胞使用瑞-吉染色，细胞种类不易判断，但是该类细胞荧光染色表现为强荧光，提示肿瘤细胞，与背景中间皮细胞形成鲜明对比，免疫组化支持腺癌。

【最终诊断】 右侧卵巢浆液性癌（高级别浆液性乳头状癌）。

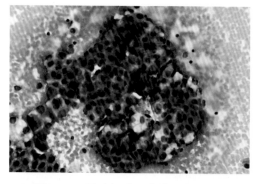

图3-223 肿瘤细胞，成片分布，瑞-吉染色，400倍

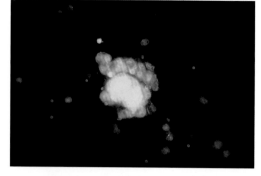

图3-224 肿瘤细胞，荧光强度极强，荧光染色，200倍

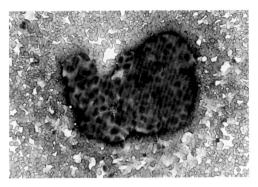

图3-225　肿瘤细胞，细胞体积偏小，瑞-吉染色，400倍

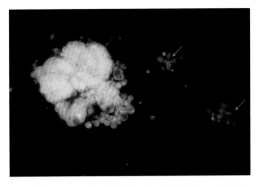

图3-226　肿瘤细胞（红箭所指）；间皮细胞（蓝箭所指），荧光染色，200倍

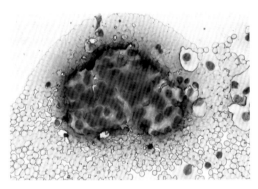

图3-227　肿瘤细胞，成片分布，瑞-吉染色，400倍

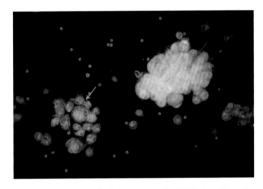

图3-228　肿瘤细胞（红箭所指）；间皮细胞（蓝箭所指），荧光染色，200倍

病例二十一

【病史简介】　患者，男，67岁，主因"确诊肺癌3年"入院。既往病史：肺腺癌，脑转移。

【辅助检查】　超声提示右侧胸腔积液。

【形态特征】　胸腔积液，黄色浑浊。①瑞-吉染色：有核细胞明显增多，可见大量肿瘤细胞、成团分布细胞，细胞质丰富、云雾状，细胞核大，核染色质呈粗颗粒状，核仁大而明显。②荧光染色：肿瘤细胞成团分布，三维立体结构，细胞质呈荧光强度较高的黄色，细胞核呈橘黄色。细胞染色效果见图3-229～图3-234。

【病例分析】　该病例比较典型，瑞-吉染色成团的腺癌细胞结构清晰，易于鉴别。值得注意的是，使用荧光染色技术，镜下可见荧光强度明显不同的两类细胞，肿瘤细胞表现为极强的荧光，呈亮黄色，而间皮细胞表现为较弱的绿色荧光。

【最终诊断】　肺腺癌。

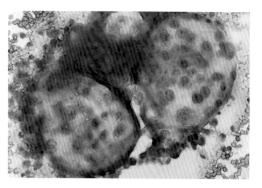

图3-229　肿瘤细胞，成团分布，瑞-吉染色，400倍

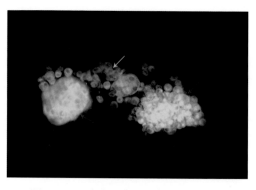

图3-230　肿瘤细胞（红箭所指）；间皮细胞（蓝箭所指），荧光染色，200倍

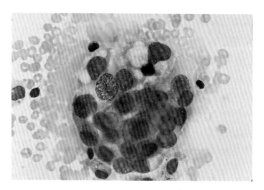

图3-231　肿瘤细胞，细胞边界不清，瑞-吉染色，1000倍

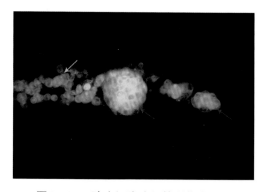

图3-232　肿瘤细胞（红箭所指）；间皮细胞（蓝箭所指），荧光染色，200倍

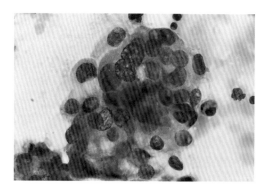

图3-233　肿瘤细胞，细胞异型性明显，瑞-吉染色，1000倍

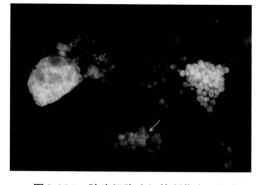

图3-234　肿瘤细胞（红箭所指）；间皮细胞（蓝箭所指），荧光染色，200倍

病例二十二

【病史简介】　患者，女，70岁，主因"左乳腺癌术后5年余"入院。

【辅助检查】　CT提示乳腺癌局部复发，大量胸腔积液。

【**形态特征**】 胸腔积液，黄色微浊。①瑞-吉染色：有核细胞增多，可见大量肿瘤细胞，成团分布，结构三维立体，部分细胞呈乳头状排列，细胞边界不清。②荧光染色：肿瘤细胞成团分布，细胞质呈亮黄色荧光，荧光强度较高，细胞核呈橘红色荧光，核仁荧光强度较强。细胞染色效果见图3-235～图3-240。

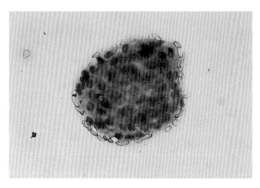

图3-235 肿瘤细胞，成团分布，瑞-吉染色，1000倍

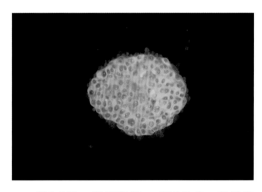

图3-236 肿瘤细胞，成团分布，荧光染色，400倍

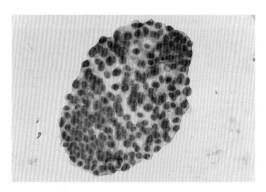

图3-237 肿瘤细胞，外轮廓光滑，瑞-吉染色，1000倍

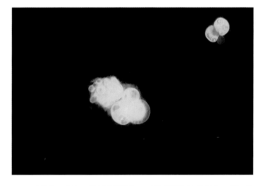

图3-238 肿瘤细胞，荧光强度极强，荧光染色，400倍

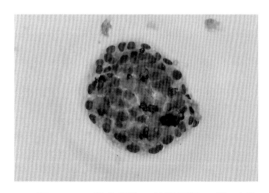

图3-239 肿瘤细胞，结构不清，瑞-吉染色，1000倍

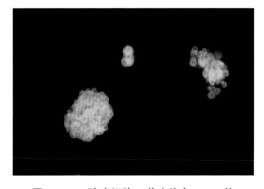

图3-240 肿瘤细胞，荧光染色，400倍

【病例分析】 从细胞形态不难鉴别，但瑞-吉染色的肿瘤细胞结构不清，而荧光染色后的肿瘤细胞，不仅表现为强荧光，而且细胞结构清晰，有助于疾病的诊断。免疫组化符合腺癌。

【最终诊断】 乳腺导管浸润癌复发，多部位转移。

病例二十三

【病史简介】 患者，女，53岁，主因"咳嗽、气短20天，加重10天"入院。

【辅助检查】 CT提示可见左肺上叶结节。心脏彩超提示心包大量积液。

【形态特征】 心包积液，血性、明显浑浊。①瑞-吉染色：有核细胞明显增多，可见大量成团分布的细胞，排列混乱，体积较小。②荧光染色：可见成团分布的细胞团，荧光强度极强，呈亮黄色荧光。细胞染色效果见图3-241～图3-246。

【病例分析】 心包积液转移性肿瘤细胞以肺癌常见。由于心包积液常为血性积液，所以在标本处理及制片时，可适当提高标本离心速度，取"白膜"层细胞进行涂片，推片时尽量使涂片薄一些，一般成团的肿瘤细胞常分布在涂片尾部。成团的肿瘤细胞荧光染色表现为强荧光，有助于肿瘤细胞的鉴别。

【最终诊断】 左肺上叶恶性肿瘤。

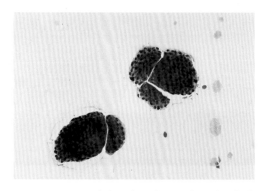

图3-241 肿瘤细胞，成团分布，瑞-吉染色，200倍

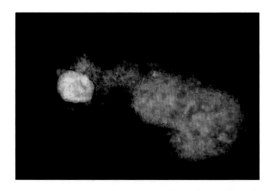

图3-242 肿瘤细胞（红箭所指），荧光染色，200倍

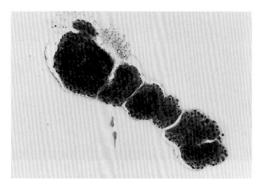

图3-243 肿瘤细胞，瑞-吉染色，200倍

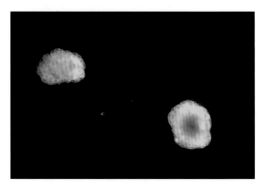

图3-244 肿瘤细胞，荧光染色，200倍

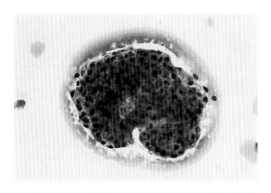

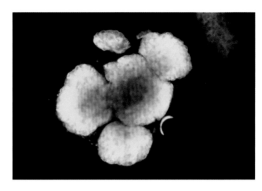

图3-245　肿瘤细胞，成团分布，瑞-吉染色，200倍

图3-246　肿瘤细胞，荧光强度较强，荧光染色，200倍

病例二十四

【病史简介】　患者，女，68岁，主因"右侧胸痛40天，胸闷、气短10天，加重3天"入院。

【辅助检查】　胸部CT提示右侧胸腔积液。

【形态特征】　胸腔积液，黄色浑浊。①瑞-吉染色：有核细胞明显增多，淋巴细胞易见，可见大量异型细胞，该类细胞成堆或成团分布，细胞质丰富、呈灰蓝色，细胞质内可见腺泡样结构，细胞核大，核染色质呈细颗粒状，核仁大而明显，依据细胞形态特征，考虑肿瘤细胞（腺癌）。②荧光染色：肿瘤细胞成团分布又聚集成堆，荧光强度极强。细胞染色效果见图3-247～图3-252。

【病例分析】　该病例中肿瘤细胞成团排列，又聚集成堆，由于部分细胞异型性较小，与成团的反应性间皮细胞不易鉴别。但荧光染色该类细胞表现为极强荧光，提示肿瘤细胞，有助于细胞种类的鉴别。

【最终诊断】　肺恶性肿瘤。

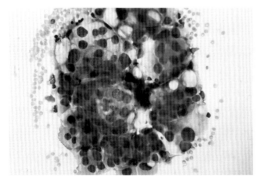

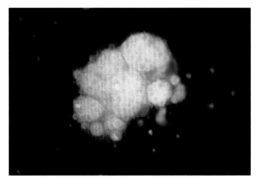

图3-247　肿瘤细胞，成团分布，瑞-吉染色，200倍

图3-248　肿瘤细胞，荧光强度较强，荧光染色，200倍

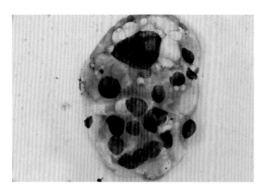

图3-249　肿瘤细胞，云雾状细胞质，瑞-吉染色，1000倍

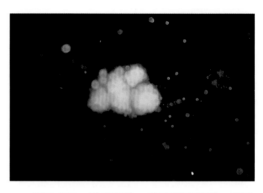

图3-250　肿瘤细胞，荧光强度较强，荧光染色，200倍

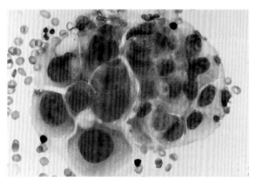

图3-251　肿瘤细胞，细胞异型性明显，瑞-吉染色，1000倍

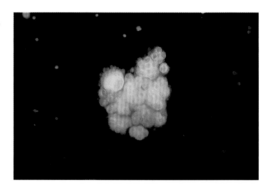

图3-252　肿瘤细胞，荧光强度较强，荧光染色，200倍

病例二十五

【病史简介】　患者，男，68岁，主因"腹痛3天"入院。

【辅助检查】　CT提示直肠肿物，腹水。

【形态特征】　腹水，黄色浑浊。①瑞-吉染色：有核细胞增多，可见成团细胞，三维立体，细胞排列混乱，胞体较小，结构不清，依据细胞形态，考虑肿瘤细胞。②荧光染色：细胞成堆或成团分布，荧光强度极强，细胞质呈亮黄色荧光，细胞核呈橘红色荧光。细胞染色效果见图3-253～图3-258。

【病例分析】　体积小、结构不清晰的肿瘤细胞，使用瑞-吉染色，有时不易鉴别细胞种类。AIE荧光染色在鉴别浆膜腔积液中的腺癌细胞时优势明显，表现为强或极强的荧光，与正常的间皮细胞或反应性间皮细胞有明显区别，但荧光染色易受染液的浓度、制片因素及浆膜腔的一些蛋白物质所干扰，所以使用荧光染色时，要注意这些影响因素。

【最终诊断】　直肠恶性肿瘤。

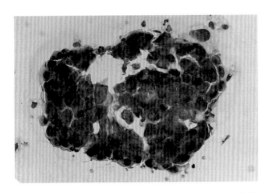

图3-253 肿瘤细胞，成堆分布，瑞-吉染色，1000倍

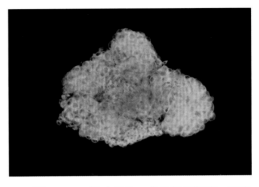

图3-254 肿瘤细胞，荧光强度较强，荧光染色，400倍

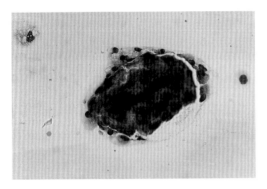

图3-255 肿瘤细胞，结构不清晰，瑞-吉染色，1000倍

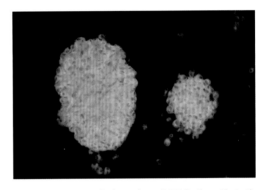

图3-256 肿瘤细胞，成团分布，荧光染色，400倍

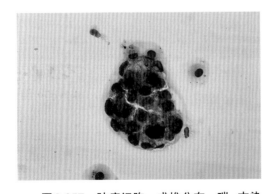

图3-257 肿瘤细胞，成堆分布，瑞-吉染色，1000倍

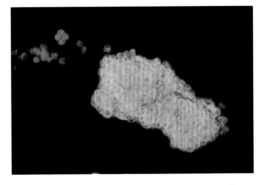

图3-258 肿瘤细胞，荧光染色，400倍

病例二十六

【病史简介】 患者，男，81岁，主因"咳嗽、气短1个月，加重1周"入院。

【辅助检查】 胸部CT提示：左肺见片状影，见胸腔积液。

【形态特征】 胸腔积液，血性、浑浊。①瑞-吉染色：有核细胞增多，淋巴细胞少量，可见大量成团分布的细胞，该类细胞胞体稍偏大，细胞边界不清，胞质量少，细胞核大，核染色质厚重，依据细胞形态，考虑肿瘤细胞。②荧光染色：成团分布的细胞荧光强度较强，细胞质呈现亮黄色荧光，细胞核呈橘红色荧光，核仁呈橘红色荧光。细胞染色效果见图3-259～图3-264。

【病例分析】　该病例中的肿瘤细胞成团分布，胞质量少，细胞核偏大，核质比极

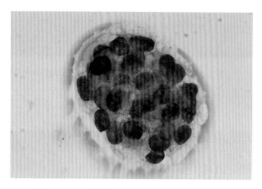

图3-259　肿瘤细胞，成团分布，瑞-吉染色，1000倍

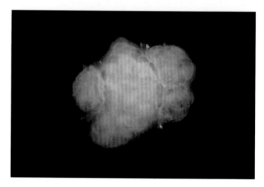

图3-260　肿瘤细胞，荧光强度极强，荧光染色，400倍

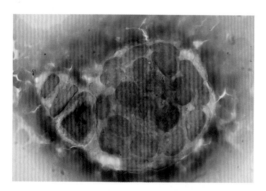

图3-261　肿瘤细胞，胞质量少，瑞-吉染色，1000倍

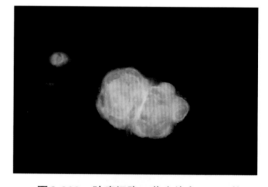

图3-262　肿瘤细胞，荧光染色，400倍

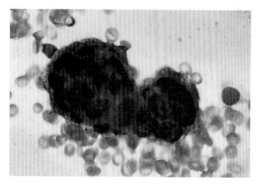

图3-263　肿瘤细胞，结构不清，瑞-吉染色，1000倍

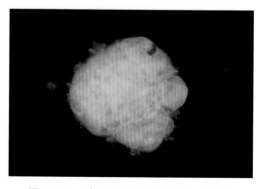

图3-264　肿瘤细胞，荧光染色，400倍

高，从细胞形态角度分析，考虑低分化肿瘤细胞；荧光染色该类细胞荧光强度极强。

　　【最终诊断】　支气管恶性肿瘤。

病例二十七

　　【病史简介】　患者，女，75岁，主因"间断咳嗽、咳痰4年，加重伴气短、纳差20天"入院。

　　【辅助检查】　胸部CT提示左肺呈实变影，双侧胸腔内明显积液，气管隆突周围见肿大淋巴结。

　　【形态特征】　胸腔积液，淡红色浑浊。①瑞-吉染色：有核细胞增多，可见大量肿瘤细胞，该类细胞成团分布，细胞边界不清，胞质量极少，细胞核大，核质比高，核染色质细腻。②荧光染色：肿瘤细胞表现为强荧光，细胞团边缘可见大量外溢的脂肪滴。细胞染色效果见图3-265～图3-270。

　　【病例分析】　该病例为血性积液，镜检可发现大量肿瘤细胞，该类细胞成团分布，突出特征为细胞质量少，细胞核大，核质比极高，从形态考虑为低分化肿瘤细胞，而且该类细胞荧光强度极高。

　　【最终诊断】　肺低分化腺癌。

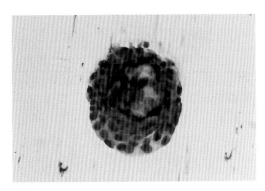

图3-265　肿瘤细胞，成团分布，瑞-吉染色，400倍

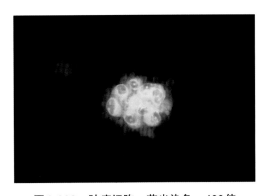

图3-266　肿瘤细胞，荧光染色，400倍

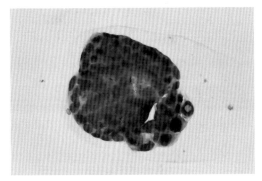

图3-267　肿瘤细胞，成团分布，瑞-吉染色，400倍

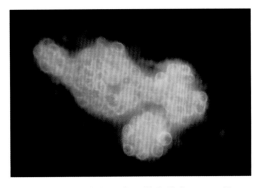

图3-268　肿瘤细胞，荧光染色，400倍

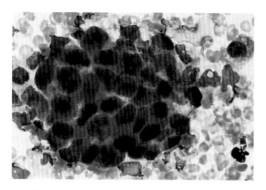

图 3-269　肿瘤细胞，成团分布，瑞－吉染色，1000 倍

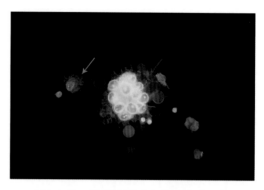

图 3-270　肿瘤细胞（红箭所指）；间皮细胞（蓝箭所指），荧光染色，400 倍

病例二十八

【病史简介】　患者，男，56 岁，主因"胃痛、胃胀 1 周"收入院。

【辅助检查】　胃镜提示胃部肿瘤，CT 提示胃部占位性病变。

【形态特征】　腹水，黄色微浊。①瑞－吉染色：可见大量肿瘤细胞，该类细胞成团分布，胞体巨大，部分细胞呈腺腔样排列，胞质量少，强嗜碱性，细胞核大，核质比偏高，染色质细腻，核仁明显可见。②荧光染色：肿瘤细胞成团分布，荧光强度极强。细胞染色效果见图 3-271 ～图 3-276。

【病例分析】　该病例腹水中可见大量肿瘤细胞，形态考虑腺癌细胞，该类细胞荧光强度极强，支持肿瘤细胞。浆膜腔积液可见肿瘤细胞，但不能明确来源，所以需要结合病史及影像学等检查找到原发灶。

【最终诊断】　胃低分化腺癌。

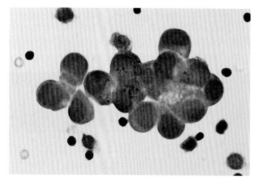

图 3-271　肿瘤细胞，成团分布，瑞－吉染色，1000 倍

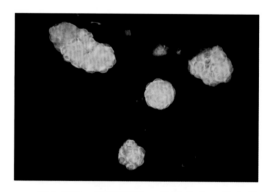

图 3-272　肿瘤细胞，成团分布，荧光染色，200 倍

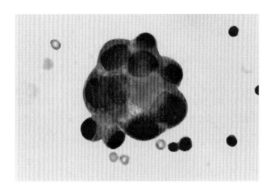

图3-273　肿瘤细胞，胞质量少，瑞-吉染色，1000倍

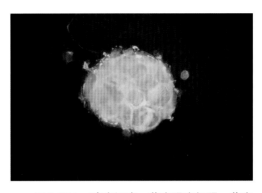

图3-274　肿瘤细胞，荧光强度极强，荧光染色，400倍

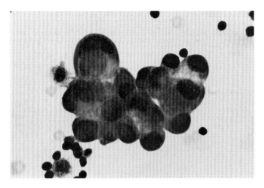

图3-275　肿瘤细胞，核质比高，瑞-吉染色，1000倍

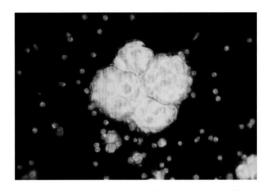

图3-276　肿瘤细胞，荧光染色，400倍

病例二十九

【病史简介】　患者，男，61岁，主因"咳嗽、咳痰，胸闷、气短"收入院。

【辅助检查】　CT提示纵隔占位性病变。

【形态特征】　胸腔积液，黄色、明显浑浊。①瑞-吉染色：可见大量异型细胞，该类细胞体积大小不等，散在分布，部分细胞呈腺腔样排列，胞质量少，强嗜碱性，呈灰蓝色，细胞核大，核质比偏高，部分细胞多个细胞核，染色质厚重、致密，核仁明显。②荧光染色：可见大量异型细胞，该类细胞荧光强度稍强，细胞质呈绿色荧光，细胞核较大，呈橘黄色荧光，核仁深染。细胞染色效果见图3-277～图3-282。

【病例分析】　该病例可见大量异型细胞，从细胞形态与排列，只能判断为肿瘤细胞，依据细胞形态分析，不除外腺癌细胞、间皮瘤细胞、肉瘤细胞或淋巴瘤细胞，而且荧光强度偏低，无法鉴别细胞种类，需要结合免疫组化结果进一步明确诊断。

【最终诊断】　肉瘤样癌。

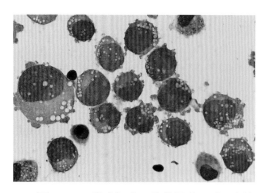

图3-277　肿瘤细胞，胞体巨大，瑞-吉染色，1000倍

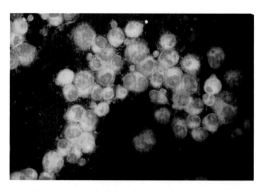

图3-278　肿瘤细胞，细胞质呈黄绿色荧光，荧光染色，400倍

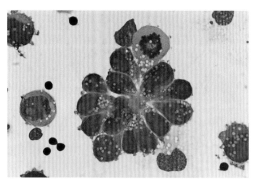

图3-279　肿瘤细胞，呈腺腔样排列，瑞-吉染色，1000倍

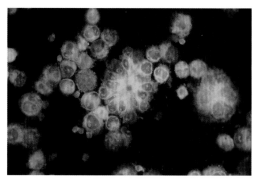

图3-280　肿瘤细胞，呈腺腔样排列，荧光染色，400倍

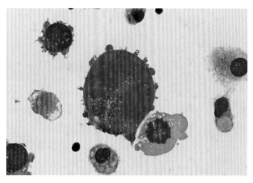

图3-281　肿瘤细胞，体积较大，多个核，瑞-吉染色，1000倍

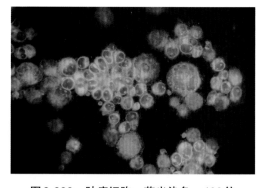

图3-282　肿瘤细胞，荧光染色，400倍

第四章

支气管肺泡灌洗液荧光染色图例

第一节　概　　述

一、支气管肺泡灌洗液基本概念

支气管肺泡灌洗液（bronchoalveolar lavage fluid，BALF），是应用纤维支气管镜对支气管以下肺段和亚肺段用无菌生理盐水或其他种类的灌洗液反复灌洗后收集的标本。该类标本主要用于细胞形态学、病原微生物学、免疫表型分析、蛋白质组学及生物活性介质测定等多种检查。

二、支气管肺泡灌洗液细胞形态学特点

正常BALF外观无色透明，可有少量黏液。急性炎症或化脓性炎症时，外观呈淡黄色或黄色浑浊；急性弥漫性肺泡出血时，外观呈红色或棕褐色；肺泡蛋白沉积症时，外观呈乳白色，离心或静置15～20 min后可见浓稠淡灰白色絮状颗粒物沉淀。

正常BALF细胞数量较少，以肺泡巨噬细胞为主，纤毛柱状上皮细胞偶见。病理情况下，细胞种类发生改变，数量出现不同程度的增多。炎症患者标本中性粒细胞、淋巴细胞、嗜酸性粒细胞或单核细胞数量明显增多；在一些肺部疾病患者的标本中，尘细胞、含铁血黄素细胞、脂沉积细胞或杯状细胞可出现不同程度的增多；肺部肿瘤患者，在BALF标本中可以发现异型细胞或肿瘤细胞。

此外，BALF标本还可以检出其他有形成分。结晶类包括胆固醇结晶、胆红素结晶、夏科-莱登结晶等；在一些慢性肺部疾病患者标本中可见弹性纤维或库什曼螺旋体；肺部炎症或寄生虫感染的患者BALF标本中可培养出致病菌或发现寄生虫。

三、支气管肺泡灌洗液形态学检查的临床意义

目前，BALF形态学检查常采用瑞-吉染色，结合其他染色方法，如HE染色、抗酸染色、革兰氏染色、免疫细胞化学染色等对细胞、病原微生物及其他有形成分进行鉴别。本书应用的AIE荧光细胞染色技术具有优异的荧光稳定性、高信噪比及长效成像等优势，同样适用于BALF标本各类细胞的鉴别。本章节主要研究了AIE荧光染色在BALF细胞形态学中的应用，分析了各类细胞的荧光强度及其影响因素。

1.肺部炎症的辅助诊断　呼吸系统细菌性感染以中性粒细胞增多为主，荧光染色可以发现细菌，需要结合微生物培养鉴定致病菌。

2.肺部非炎性疾病的诊断　肺泡巨噬细胞明显增多或伴其他种类细胞增多。

3.肺部肿瘤的辅助诊断　BALF标本中可发现鳞癌、腺癌、小细胞癌等多种形态的肿瘤细胞,确诊需结合免疫组化染色或其他检查结果。

4.其他疾病的辅助诊断　BALF标本细胞及其他有形成分种类丰富,在肺部疾病诊断中有着重要的临床意义。

第二节　支气管肺泡灌洗液荧光染色图例

一、支气管肺泡灌洗液非肿瘤细胞

(一)白细胞 (white blood cell,WBC)

1.中性粒细胞 (neutrophil)　多为中性分叶核粒细胞,胞体圆形或类圆形,分叶核,呈橘红色荧光,细胞质荧光强度较低,呈绿色 (图4-1～图4-4)。中性粒细胞增多见于细菌 (或真菌)感染、急性呼吸窘迫综合征、吸入性肺炎、弥漫性肺泡损伤、特发性肺纤维化等疾病。

2.淋巴细胞 (lymphocyte)　细胞体积较小,胞质量少,呈绿色荧光,细胞核圆形,呈橘红色荧光 (图4-5～图4-7)。淋巴细胞增多见于结核、外源性过敏性肺泡炎、结节病、获得性免疫缺陷综合征 (AIDS)等疾病。

3.嗜酸性粒细胞 (eosinophil)　胞体圆形或椭圆形,细胞质内可见大量嗜酸性颗粒,荧光强度较低,呈暗绿色,细胞核呈橘红色荧光 (图4-8)。嗜酸性粒细胞增多见于嗜酸性粒细胞性肺病、支气管哮喘、寄生虫或真菌感染等疾病。

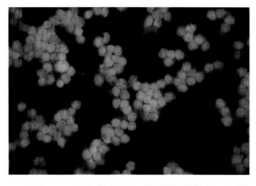

图4-1　中性粒细胞,数量明显增多,细胞质荧光强度较低,呈绿色荧光,胞核呈橘红色荧光 (荧光染色,400倍)

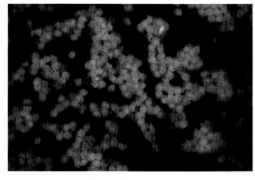

图4-2　中性粒细胞,细胞成堆分布,胞质呈绿色荧光,胞核分叶,呈橘红色荧光 (荧光染色,400倍)

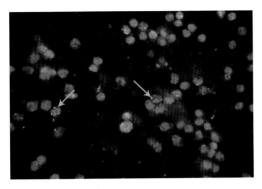

图4-3　中性粒细胞吞噬细菌（蓝箭所指），细菌呈黄色强荧光（荧光染色，400倍）

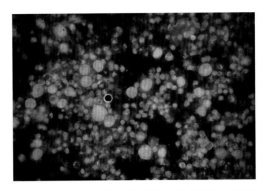

图4-4　中性粒细胞伴肺泡巨噬细胞大量出现，来源于肺部炎症病例，中性粒细胞体积较小，肺泡巨噬细胞体积较大（荧光染色，200倍）

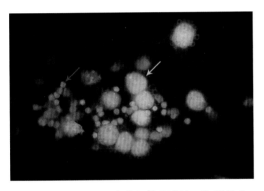

图4-5　淋巴细胞（红箭所指），体积较小，胞质量少，呈绿色荧光，细胞核为橘红色荧光，蓝箭所指为肺泡巨噬细胞（荧光染色，400倍）

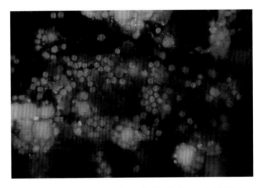

图4-6　淋巴细胞，胞体较小，胞质量少，可用于衡量其他种类细胞大小（荧光染色，400倍）

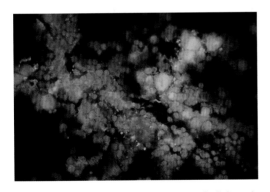

图4-7　淋巴细胞伴肺泡巨噬细胞增多，小淋巴细胞胞质量极少，使得整个细胞呈橘红色荧光，肺泡巨噬细胞细胞质丰富，呈绿色荧光（荧光染色，400倍）

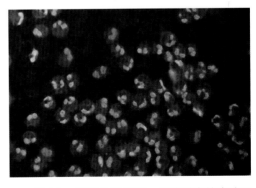

图4-8　嗜酸性粒细胞，细胞质内的嗜酸颗粒荧光强度较低，细胞核呈橘红色荧光（荧光染色，1000倍）

（二）纤毛柱状上皮细胞

纤毛柱状上皮细胞（ciliated columnar epithelium cell，CCEC）胞体呈圆柱状或类圆柱状，一端有纤毛，细胞质及纤毛荧光染色呈绿色荧光，终板处着色稍强，细胞核呈圆形或椭圆形，偏尾侧，荧光染色呈橘红色荧光。纤毛柱状上皮细胞有清除异物和净化吸入空气的功能。该类细胞脱落增多见于各种原因引起的慢性支气管炎。此外，行支气管镜检查时也可使纤毛柱状上皮细胞大量脱落（图4-9～图4-20）。

刷细胞是分布在气管和支气管黏膜上皮的无纤毛柱状细胞，游离面有微绒毛，刷细胞可能有感受刺激的作用（图4-21～图4-24）。

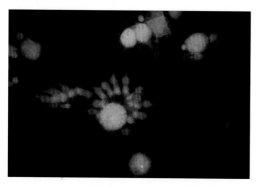

图4-9　纤毛柱状上皮细胞围绕肺泡巨噬细胞排列整齐（荧光染色，400倍）

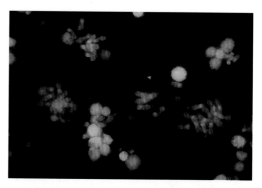

图4-10　纤毛柱状上皮细胞，细胞成堆分布，与肺泡巨噬细胞相比，荧光强度稍低（荧光染色，400倍）

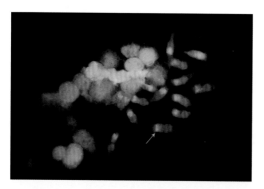

图4-11　纤毛柱状上皮细胞，终板处（蓝箭所指）荧光强度稍强（荧光染色，400倍）

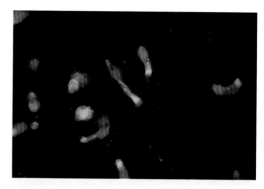

图4-12　纤毛柱状上皮细胞，胞体较长，细胞退变，细胞质内可见数量粗大颗粒（荧光染色，400倍）

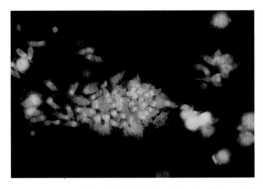

图4-13　纤毛柱状上皮细胞，细胞明显增多，成堆分布（荧光染色，400倍）

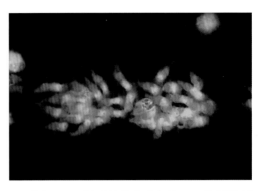

图4-14　纤毛柱状上皮细胞，细胞质及纤毛呈绿色荧光，终板处荧光强度稍亮，细胞核呈橘红色荧光（荧光染色，400倍）

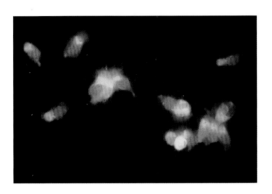

图4-15　纤毛柱状上皮细胞，细胞散在分布，细胞粗短（荧光染色，400倍）

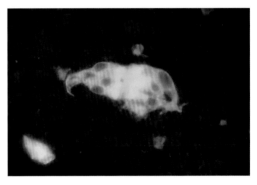

图4-16　纤毛柱状上皮细胞，栅栏样排列（荧光染色，1000倍）

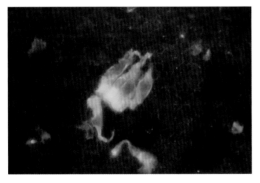

图4-17　纤毛柱状上皮细胞，栅栏样排列，背景可见大量红细胞（荧光染色，1000倍）

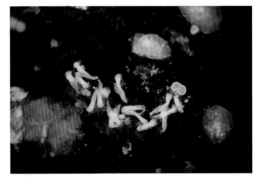

图4-18　纤毛柱状上皮细胞，胞体细长，散在分布，纤毛结构清晰（荧光染色，400倍）

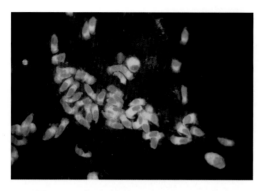

图4-19　纤毛柱状上皮细胞，数量增多，胞体较短，胞质量少，细胞核卵圆形，呈橘红色荧光（荧光染色，400倍）

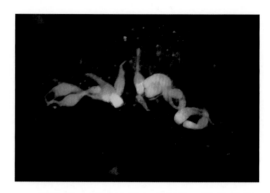

图4-20　纤毛柱状上皮细胞，胞体细长，纤毛脱落（荧光染色，400倍）

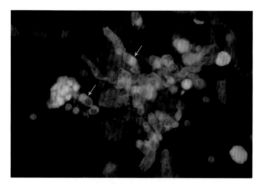

图4-21　刷细胞（箭头所指），是无纤毛的柱状细胞，细胞体呈圆柱状，细胞核呈圆形，偏于一侧（荧光染色，400倍）

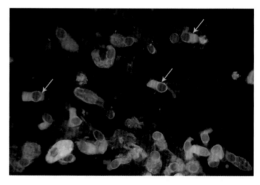

图4-22　刷细胞（蓝箭所指），细胞散在分布，细胞质绿色荧光，细胞核呈橘色荧光（荧光染色，400倍）

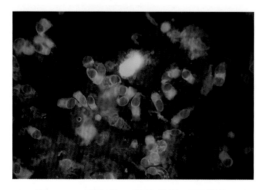

图4-23　刷细胞，细胞数量明显增多，细胞短粗，无纤毛结构（荧光染色，400倍）

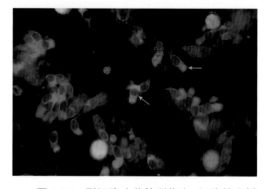

图4-24　刷细胞（蓝箭所指），细胞核为椭圆形，偏于一侧，荧光染色呈橘红色（荧光染色，400倍）

（三）杯状细胞

杯状细胞（goblet cell）由基底干细胞分化而来，又称杯细胞，是分布于柱状上皮细胞之间的黏液分泌细胞，细胞顶部宽大，底部狭窄，细胞质丰富、空泡样，荧光染色呈绿色荧光，细胞核常偏于一侧，呈橘红色荧光（图4-25～图4-28）。杯状细胞顶部颗粒含有黏蛋白，与水结合形成黏液，在纤毛柱状上皮表面形成黏液层。

在支气管哮喘、慢性支气管炎或支气管扩张症等患者的标本中，杯状细胞数量明显增多。

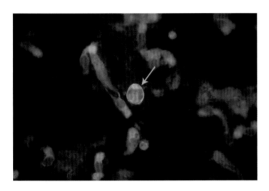

图4-25　杯状细胞（蓝箭所指），细胞质呈空泡样，细胞核偏一侧（荧光染色，400倍）

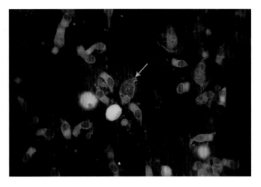

图4-26　杯状细胞（蓝箭所指），细胞质丰富，着色较浅，细胞核呈圆形，呈橘红色荧光（荧光染色，400倍）

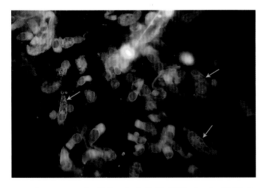

图4-27　杯状细胞（蓝箭所指），细胞散在分布，细胞质呈泡沫样，呈绿色荧光（荧光染色，400倍）

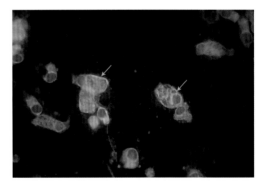

图4-28　杯状细胞（蓝箭所指），细胞质丰富，呈泡沫样，细胞核圆形，偏于一侧（荧光染色，400倍）

（四）肺泡巨噬细胞

肺泡巨噬细胞（alveolar macrophage）胞体大小不等，圆形或类圆形，细胞质丰富，荧光染色呈绿色荧光，可见吞噬的异物颗粒，细胞核圆形或类圆形，呈橘红色荧光（图4-29～图4-40）。肺泡巨噬细胞有吞噬、免疫和分泌作用，是呼吸道重要的防御细胞。

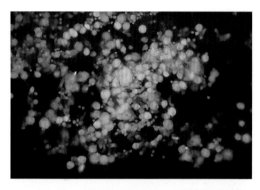

图4-29　肺泡巨噬细胞，数量明显增多（荧光染色，200倍）

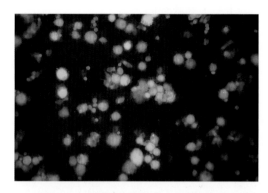

图4-30　肺泡巨噬细胞，细胞散在分布，胞体大小不等，可见少量纤毛柱状上皮细胞（荧光染色，200倍）

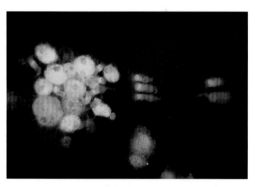

图4-31　肺泡巨噬细胞，胞体大小不等，细胞质丰富，呈黄绿色荧光，细胞核较小，呈橘红色荧光（荧光染色，400倍）

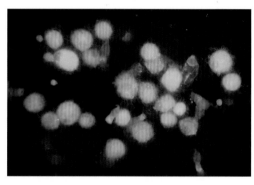

图4-32　肺泡巨噬细胞，胞体呈圆形，细胞质丰富，细胞核较小（荧光染色，400倍）

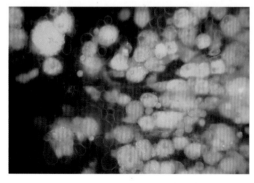

图4-33　肺泡巨噬细胞，细胞数量明显增多，背景可见大量淋巴细胞（荧光染色，400倍）

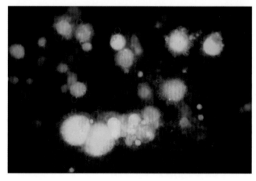

图4-34　肺泡巨噬细胞，胞体明显大小不等，部分细胞呈多个核（荧光染色，400倍）

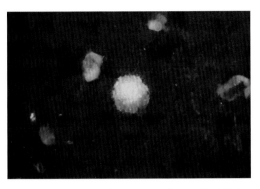

图4-35 多核肺泡巨噬细胞，细胞质丰富，可见吞噬物，细胞核呈橘红色，核仁荧光强度稍强（荧光染色，400倍）

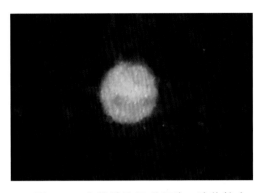

图4-36 多核肺泡巨噬细胞，胞体较大，细胞质丰富，呈绿色荧光，细胞核呈橘红色（荧光染色，400倍）

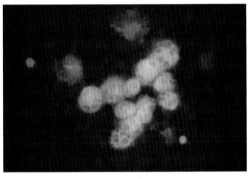

图4-37 脂沉积细胞，肺泡巨噬细胞吞噬脂类物质，细胞质呈泡沫样或空泡样改变（荧光染色，400倍）

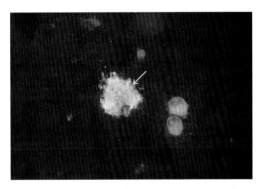

图4-38 含铁血黄素细胞（蓝箭所指），荧光染色与肺泡巨噬细胞形态相似，需结合铁染色进一步明确（荧光染色，400倍）

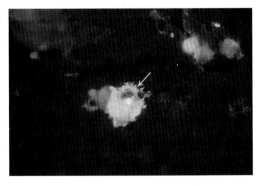

图4-39 含铁血黄素细胞（蓝箭所指），胞体较大，细胞质丰富，可见大量颗粒，荧光强度稍强（荧光染色，400倍）

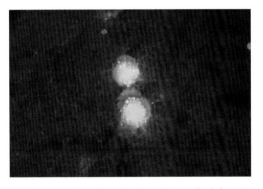

图4-40 含铁血黄素细胞，细胞质内可见大量粗大颗粒，荧光强度稍强，但荧光染色不能鉴别颗粒种类（荧光染色，400倍）

（五）尘细胞

尘细胞（dust cell）是肺泡巨噬细胞吞噬尘埃颗粒形成的一类细胞。该类细胞胞体大小不等，细胞质丰富，细胞质内可见吞噬的尘埃颗粒，荧光染色尘埃颗粒不着色，细胞质呈绿色荧光，胞核呈橘色荧光（图4-41～图4-46）。尘细胞增多见于长期吸烟或接触粉尘烟雾的人群（如从事煤炭或矿石开采、磨料加工的人员）。

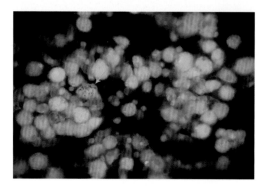

图4-41　尘细胞（蓝箭所指），细胞质内可见黑色颗粒，背景可见大量肺泡巨噬细胞（荧光染色，400倍）

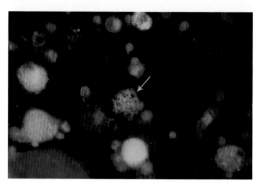

图4-42　尘细胞（蓝箭所指），细胞质丰富，细胞核偏位（荧光染色，400倍）

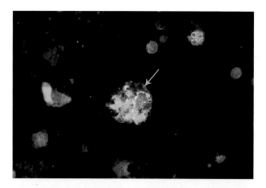

图4-43　尘细胞（蓝箭所指），细胞质呈绿色荧光，尘埃颗粒不着色，细胞核呈橘红色（荧光染色，400倍）

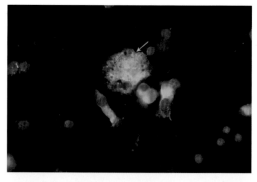

图4-44　尘细胞（蓝箭所指），背景可见少量纤毛柱状上皮细胞（荧光染色，400倍）

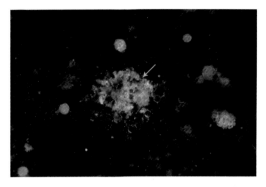

图4-45 尘细胞（蓝箭所指），细胞体积巨大，胞体不完整，细胞质内可见大量未着色的黑色颗粒（荧光染色，400倍）

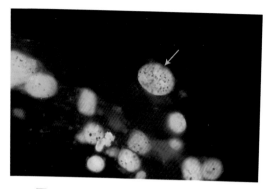

图4-46 尘细胞（蓝箭所指），细胞数量明显增多，该标本离心后的沉淀呈黑褐色（荧光染色，400倍）

（六）基细胞

基细胞（basal cell）又称储备细胞，是BALF中比较常见的良性上皮细胞，是一种未分化的细胞，位于基底膜上，当表层的上皮细胞受到损伤时，基细胞就会进行增殖分化，常成片脱落。成片脱落的基细胞与腺癌细胞不易鉴别，基细胞的荧光强度稍强，而腺癌细胞荧光强度较强（图4-47～图4-54）。

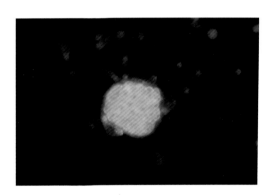

图4-47 基细胞，成团分布，胞体荧光强度稍强，注意与肿瘤细胞相鉴别，必要时结合其他染色进行分析（荧光染色，400倍）

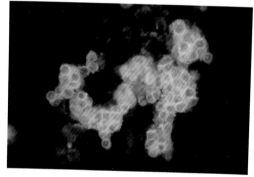

图4-48 基细胞，细胞成片分布，细胞核偏大，核质比偏高，但细胞大小基本一致，细胞异型性较小（荧光染色，400倍）

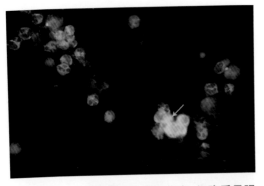

图4-49 基细胞（蓝箭所指），细胞质呈强荧光表现，细胞核呈橘红色，背景可见大量中性粒细胞（荧光染色，400倍）

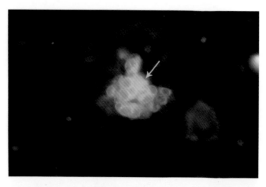

图4-50 基细胞（蓝箭所指），细胞体积较小，成堆分布，核质比偏高（荧光染色，400倍）

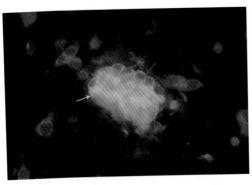

图4-51 基细胞（红箭所指），细胞靠近基膜，胞体圆形，细胞质较少，核质比偏高；纤毛柱状上皮细胞（蓝箭所指）位于表层，细胞质丰富，呈绿色荧光，核偏位，圆形（荧光染色，400倍）

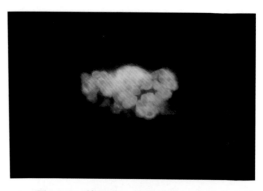

图4-52 基细胞，成堆分布，胞体大小较一致，核质比高，荧光强度较弱（荧光染色，400倍）

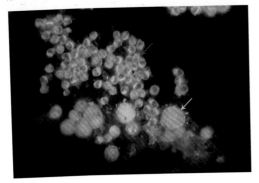

图4-53 基细胞（红箭所指），胞体偏小，核质比偏高，细胞质荧光强度比肺泡巨噬细胞（蓝箭所指）稍强（荧光染色，200倍）

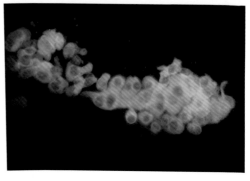

图4-54 基细胞，细胞整体荧光强度稍强，需结合其他染色综合分析（荧光染色，400倍）

（七）鳞状上皮细胞

鳞状上皮细胞（squamous epithelium cell，SEC）来源于口咽部，表层细胞胞体大，细胞扁平，形状不规则，边缘常卷折，细胞核较小。荧光染色胞质呈绿色荧光，胞核呈橘色荧光。越靠近底层细胞、胞体逐渐减少、核质比逐渐增高（图4-55～图4-60）。

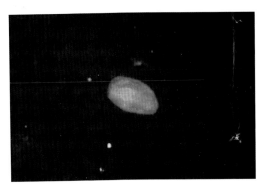

图4-55　鳞状上皮细胞，胞体大，细胞质丰富，呈绿色荧光，细胞核小（荧光染色，400倍）

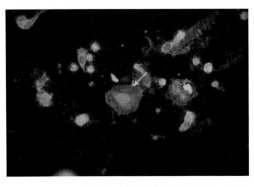

图4-56　鳞状上皮细胞（蓝箭所指），胞体不规则，细胞质较薄，荧光强度较低（荧光染色，400倍）

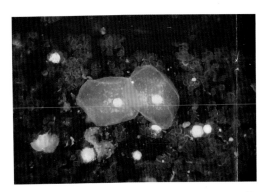

图4-57　鳞状上皮细胞，胞体较大，边缘卷折，细胞质丰富，可见少量角质颗粒（痰液，荧光染色，200倍）

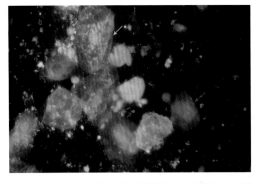

图4-58　完全角化的鳞状上皮细胞（红箭所指），无核，细胞质较薄，呈黄绿色荧光；鳞状上皮细胞（蓝箭所指）（痰液，荧光染色，200倍）

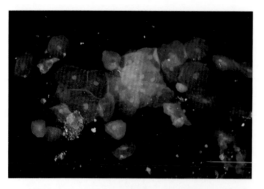
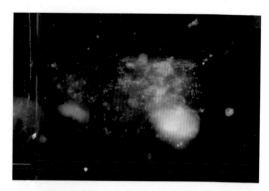

图4-59　鳞状上皮细胞，成片脱落，细胞质呈绿色荧光，细胞核较小，呈橘色荧光（痰液，荧光染色，200倍）

图4-60　鳞状上皮细胞，黏附大量细菌，细菌呈橘色强荧光（痰液，荧光染色，400倍）

（八）肺泡上皮细胞

　　肺泡上皮细胞（pulmonary epithelium cell）分为Ⅰ型肺泡上皮细胞和Ⅱ型肺泡上皮细胞，在BALF中数量较少，与肺泡巨噬细胞形态相似，不易识别。Ⅰ型肺泡上皮占肺泡表面积的95%，数量较少，是进行气体交换、参与构成气血屏障的部位，无再生能力，损伤后由Ⅱ型肺泡细胞增殖分化补充；Ⅱ型肺泡上皮占肺泡表面积的5%左右，数量较多，圆形或立方形，核圆形，有再生能力；荧光染色后的Ⅱ型肺泡上皮，细胞质荧光强度稍强，呈黄色荧光，细胞核偏大，呈橘红色荧光（图4-61，图4-62）。

　　Ⅱ型肺泡上皮细胞增多见于肺炎、弥漫性肺泡损伤、肺栓塞与梗死、化疗或放疗、吸入损伤（如吸入氧气毒性刺激作用）、间质性肺病等。

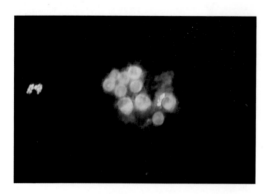
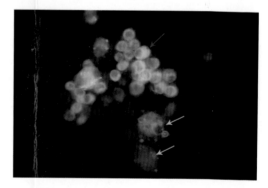

图4-61　Ⅱ型肺泡上皮细胞，胞体偏大，细胞质呈强荧光，与肿瘤细胞不易鉴别（荧光染色，400倍）

图4-62　Ⅱ型肺泡上皮细胞（红箭所指）与肺泡巨噬细胞（蓝箭所指）相比，细胞质的荧光强度稍强，呈黄色荧光（荧光染色，400倍）

二、支气管肺泡灌洗液肿瘤细胞

（一）腺癌

　　腺癌（adenocarcinoma）细胞是BALF中比较常见的一类肿瘤细胞，该类细胞异型性明显，胞体大小不等，成团或成片分布，部分细胞散在分布，成团分布的腺癌细胞结构立体，细胞边界不清，细胞核大，圆形或类圆形，染色质厚重、致密，核仁大而明显。荧光染色后的细胞质呈黄色，荧光强度较强，细胞核呈橘红色，核仁深染。（图4-63～图4-68）。

　　AIE荧光染色在鉴别腺癌细胞时优势明显，虽然细胞呈强荧光，但BALF中的一些蛋白、黏液及其他物质可能对染色产生影响，所以荧光染色用于肿瘤细胞的判定时，需结合免疫组化染色或其他染色进行综合分析。

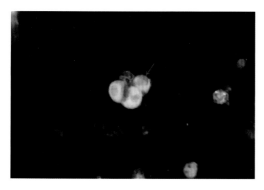

图4-63　腺癌细胞（红箭所指），体积偏大，细胞质丰富呈亮黄色强荧光，细胞核呈橘红色（荧光染色，400倍）

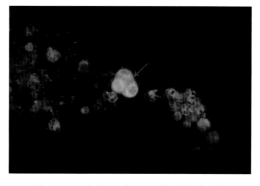

图4-64　腺癌细胞（红箭所指），体积偏小，但细胞质荧光强度较强，细胞核大，核质比高（荧光染色，400倍）

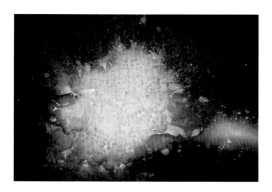

图4-65　腺癌细胞，细胞成团分布，荧光强度极强，细胞边缘有大量脂类物质溢出（荧光染色，400倍）

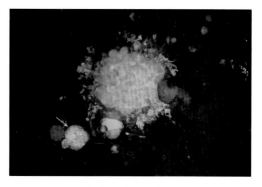

图4-66　腺癌细胞（红箭所指），细胞成团分布，异型性明显，细胞核大、不规则，核仁大而明显；蓝箭所指的细胞为肺泡巨噬细胞（荧光染色，400倍）

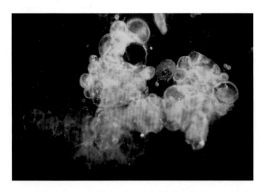 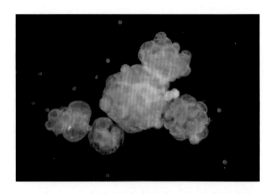

图4-67　腺癌细胞，细胞成团分布，结构立体，细胞排列混乱，荧光强度较强（荧光染色，400倍）

图4-68　低分化腺癌细胞，细胞成团分布，结构立体，胞质量少，细胞核大，核质比明显增高（荧光染色，400倍）

（二）鳞状细胞癌

鳞状细胞癌（squamous cell carcinoma），简称鳞癌。BALF中较少见，但是在气管刷检的标本中比较常见。鳞癌细胞异型性明显，形态多变，高分化的鳞癌细胞胞质丰富，细胞核大或巨大，染色质厚重，核仁不明显。荧光染色后鳞癌细胞的细胞质荧光强度弱或稍强，呈绿色或黄绿色荧光，细胞核荧光强度稍强，呈橘红色荧光（图4-69，图4-70）。AIE荧光染色在鳞癌细胞中荧光强度较腺癌细胞低，需结合细胞形态及其他染色技术进行综合判断，避免漏诊。

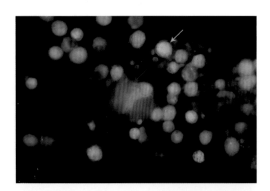 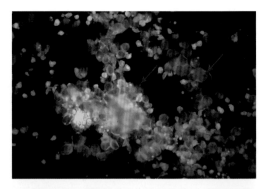

图4-69　鳞癌细胞（红箭所指），胞体巨大，胞体不规则形，细胞质荧光强度较弱，呈绿色荧光，但细胞核大，呈橘色强荧光；背景可见大量肺泡巨噬细胞（蓝箭所指）（荧光染色，400倍）

图4-70　鳞癌细胞（红箭所指），细胞数量明显增多，胞质量少，核质比高，细胞整体荧光强度不强（气管刷片，荧光染色，200倍）

（三）小细胞肺癌

　　小细胞肺癌（small cell lung carcinoma，SCLC）细胞体积偏小，胞质量少或极少，核质比极高、核染色质细腻，无核仁或较小。与成熟淋巴细胞、淋巴瘤细胞、神经母细胞瘤、尤因肉瘤或Wilms肿瘤形态相似，需结合病史、免疫细胞化学检查进行明确。SCLC对化疗敏感，恶性程度高，易复发和转移。由于SCLC细胞质及细胞核的荧光强度均较弱（图4-71，图4-72），AIE荧光染色在鉴别SCLC时需结合其他染色综合分析。

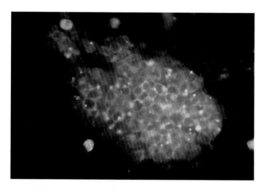

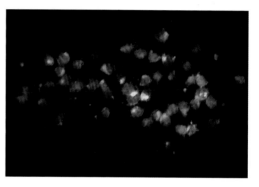

图4-71　小细胞肺癌细胞，数量较多，成堆分布，胞质量极少，核质比极高，细胞整体荧光强度稍强，部分细胞可见小核仁（荧光染色，400倍）

图4-72　小细胞肺癌细胞，散在分布，胞质量少，核质比极高，部分细胞核呈裸核样（荧光染色，400倍）

三、支气管肺泡灌洗液非细胞成分

　　BALF非细胞成分见图4-73 ～图4-80。

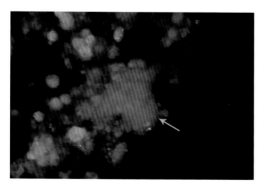

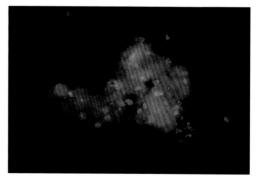

图4-73　黏液（蓝箭所指），无固定形态，呈橘色荧光（荧光染色，200倍）

图4-74　黏液包裹大量中性粒细胞，影响细胞着色（荧光染色，200倍）

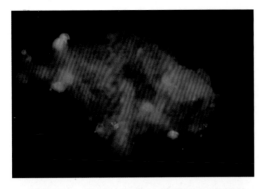

图4-75　黏液，包裹少量肺泡巨噬细胞，被包裹的细胞不易着色（荧光染色，200倍）

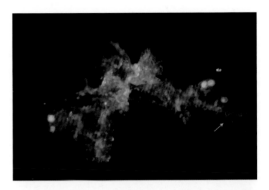

图4-76　库什曼螺旋体（蓝箭所指），黏液在小支气管内停留时间较长，使黏液浓缩形成螺旋状管型样物质，呈强荧光，常见于慢性阻塞性肺疾病患者、支气管炎或支气管哮喘患者、重度吸烟者和老年人（荧光染色，200倍）

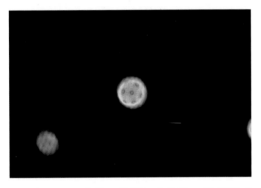

图4-77　花粉，呈橘红色荧光，荧光强度较强（荧光染色，400倍）

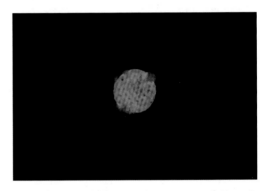

图4-78　花粉，来源于外界环境的污染（荧光染色，400倍）

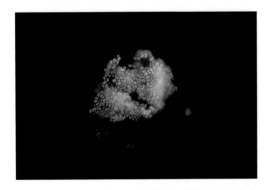

图4-79　细菌，四联球菌，呈橘色强荧光（荧光染色，400倍）

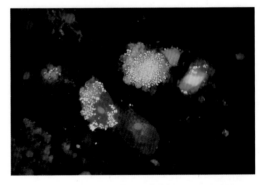

图4-80　细菌，黏附在鳞状上皮细胞表面，细菌的荧光强度较强（荧光染色，400倍）

第三节 病 例 分 析

一、呼吸系统炎症病例分析

【病史简介】 患者，女，66岁。主因"咳嗽、咳痰1周，发热1天"收入院。

【辅助检查】 血常规示WBC $17.5×10^9$/L，N% 83.2，尿常规无异常，体温38.3℃。胸部X线片提示肺纹理增多、增粗，可见斑片状影。

【BALF细胞学检查】 标本淡黄色、浑浊。细胞形态：有核细胞极度增多，以中性粒细胞增多为主，部分中性粒细胞成团分布，可见少量肺泡巨噬细胞，纤毛柱状上皮细胞偶见；未见异型细胞；荧光染色全片未见强荧光表现的细胞（图4-81～图4-84）。

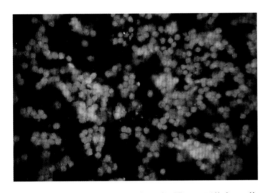
图4-81 中性粒细胞，数量明显增多，荧光染色，400倍

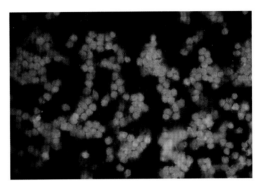
图4-82 中性粒细胞，细胞质呈蓝色荧光，荧光染色，400倍

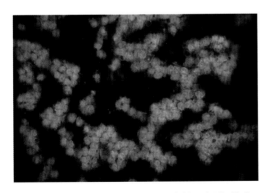
图4-83 中性粒细胞，细胞核呈橘色荧光，荧光染色，400倍

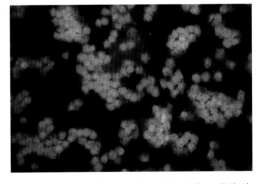
图4-84 中性粒细胞，成堆分布，荧光染色，400倍

【病例分析】 从该患者临床表现考虑肺部炎症，影像学可见斑片状影，故查BALF细胞学，排除肺部肿瘤。荧光染色未见强荧光表现的异型细胞，而是以中性粒细胞增多为主，部分细胞成堆或成团分布，提示炎症，与临床诊断符合。

BALF细胞学检查在肺部疾病诊断中有着重要的临床意义，尤其在诊断肺部炎症、肿瘤方面，可以提供及时、准确的检验报告。

【最终诊断】 肺部炎症。

二、肺部肿瘤病例分析

【病史简介】 患者，男，65岁。主因"咳嗽、咳痰，胸痛"收入院。

【辅助检查】 CT检查：提示右肺上叶占位性病变。

【支气管肺泡灌洗液细胞学检查】 ①荧光染色：有核细胞增多，以肺泡巨噬细胞为主，纤毛柱状上皮细胞易见；可见少量异型细胞（成团分布，结构立体，细胞排列混乱，细胞质荧光强度较强，呈黄色，细胞核呈橘红色）（图4-85，图4-86）。②瑞-吉染色：可见少量成团的异型细胞，成团分布，排列混乱，胞质量少，强嗜碱性，细胞核偏大，核质比高，依据细胞形态特征，考虑肿瘤细胞（图4-87，图4-88）。

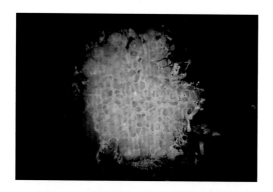

图4-85　肿瘤细胞，成团分布，荧光强度极强，荧光染色，400倍

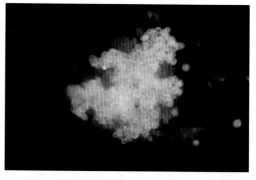

图4-86　肿瘤细胞，高核质比，荧光强度极强，荧光染色，400倍

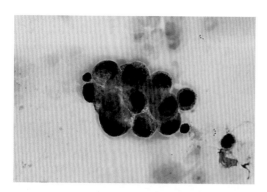

图4-87　肿瘤细胞，成团分布，瑞-吉染色，1000倍

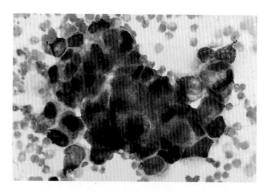

图4-88　肿瘤细胞，高核质比，染色质厚重，瑞-吉染色，400倍

【病例分析】 该患者影像学提示肺部占位，BALF细胞学查见肿瘤细胞，依据细胞形态特征，考虑腺癌。荧光染色在鉴别腺癌细胞优势明显，成团的肿瘤细胞荧光强度极强，细胞质呈黄色荧光，而肺泡巨噬细胞胞质呈绿色荧光，在低倍镜下就可发现异型细胞，调至高倍镜可观察细胞具体结构。

应用AIE荧光染色鉴别肿瘤细胞，腺癌细胞表现为强荧光，易于被发现。鳞癌细胞及小细胞癌细胞等肿瘤细胞荧光强度不高，鉴别该类细胞时需结合其他染色技术。

【最终诊断】 肺低分化腺癌。

第五章

尿液有形成分荧光染色图例

第一节　尿液细胞荧光染色图例

尿液有形成分检查作为尿液常规检查的一部分，对泌尿系统疾病及全身性疾病的诊断和疗效观察有着重要的临床意义。尿液有形成分主要包括细胞、管型、结晶及微生物等。尿液细胞种类丰富，易受尿液环境影响，发生形态变化，使得细胞不易被鉴别。染色技术在鉴别尿液脱落细胞方面起到了重要作用，染色后的细胞结构清晰，颜色对比明显，易于分类。

AIE荧光染色是一种新型荧光染色技术，该种染色技术具有优异的荧光稳定性、高信噪比及长效成像能力，适用于各种体液细胞形态的鉴别。AIE荧光染色在鉴别尿液有形成分方面，虽还处于探索阶段，但在实际工作中，我们发现该种染色技术，不仅适用于尿液良、恶性细胞的鉴别，对于尿液管型的鉴别也有一定的帮助。此外，该种染色法也适用于细菌与真菌鉴别。在使用AIE荧光染色时，不仅要结合细胞形态特征，还要考虑各种影响因素，这样才能使该种染色技术在鉴别尿液有形成分方面发挥最大作用。

一、白细胞与红细胞

（一）中性粒细胞

中性粒细胞（neutrophil）胞体大小12 ～ 16 μm，圆形或不规则，染色后可见分叶核。荧光染色细胞质呈绿色荧光，细胞核呈橘红色荧光，无核仁，受尿液pH及尿蛋白的影响，细胞荧光强度略有不同，但不会表现强荧光（图5-1 ～图5-6）。尿液中的中性粒细胞易破碎，使用推片方法制片更容易造成细胞不完整。

尿液中的中性粒细胞数量增高，常见于急性泌尿系统感染，以肾盂肾炎、膀胱炎、前列腺炎、精囊炎、尿道炎及肾结核为主。此外，肾病及泌尿系统肿瘤常合并泌尿系统炎症，中性粒细胞可伴其他细胞增多。

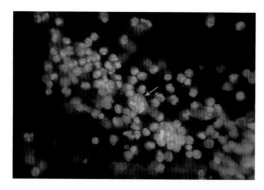

图5-1　中性粒细胞，分叶核，细胞质为绿色荧光，细胞核呈橘红色，箭头所指为巨噬细胞（荧光染色，400倍）

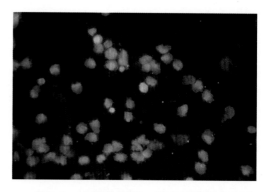

图5-2　中性粒细胞，部分细胞胞体不完整，来源于泌尿系统炎症病例（荧光染色，400倍）

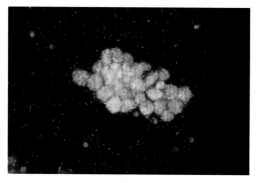

图5-3　中性粒细胞吞噬大量细菌，吞噬的细菌荧光强度较强（荧光染色，400倍）

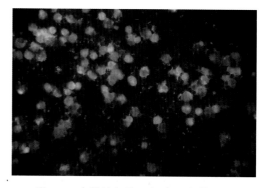

图5-4　中性粒细胞，细胞不完整，多见于脓尿（荧光染色，400倍）

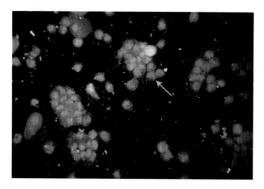

图5-5　中性粒细胞团（蓝箭所指），大量细胞聚集成堆，细胞质呈绿色荧光，细胞核呈橘红色荧光（荧光染色，400倍）

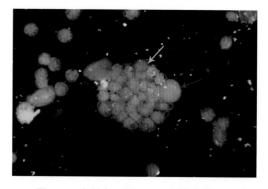

图5-6　中性粒细胞团（蓝箭所指），细胞融合，边界不清；红箭所指为中底层尿路上皮细胞（荧光染色，400倍）

（二）淋巴细胞

淋巴细胞（lymphocyte）胞体大小 6～15 μm，圆形或类圆形，胞质量少、无颗粒或有少量粗大颗粒，细胞核圆形或类圆形，核质比高。由于淋巴细胞胞质量少，荧光染色后，呈橘色荧光（图5-7，图5-8）。淋巴细胞增多常见于肾移植术后排异反应、新月体性肾小球肾炎等疾病。

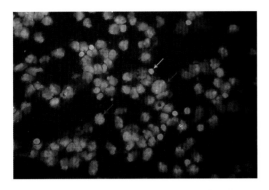
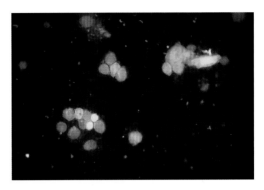

图5-7　淋巴细胞（蓝箭所指），胞体较小；巨噬细胞（红箭所指）胞体偏大，来源于泌尿系统炎症病例（荧光染色，400倍）

图5-8　淋巴细胞伴尿路上皮细胞增多（荧光染色，400倍）

（三）巨噬细胞

巨噬细胞（macrophage）胞体大小 20～100 μm，圆形或不规则，胞质量多，空泡易见，可见吞噬的细胞、细菌、脂类或其他物质，细胞核呈圆形、椭圆形或马蹄形，常偏于细胞一侧。荧光染色细胞质呈较弱的黄绿色荧光，细胞核呈橘红色荧光，吞噬的物质可呈强荧光（图5-9～图5-14）。

当泌尿系统损伤或感染时，单核细胞离开血流，进入受影响的组织或器官，经过分化和变化，形成巨噬细胞。该类细胞增多常见于泌尿系统感染、肾小球肾炎（如增殖性肾小球肾炎）、IgA肾病及肾盂肾炎等。

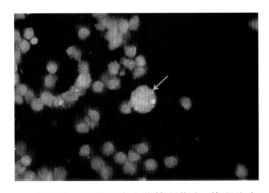
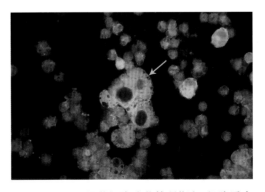

图5-9　巨噬细胞（蓝箭所指），体积比白细胞大，单个核，细胞质内可见吞噬的异物颗粒（荧光染色，400倍）

图5-10　巨噬细胞（蓝箭所指），细胞质内可见包涵体，未着色（荧光染色，400倍）

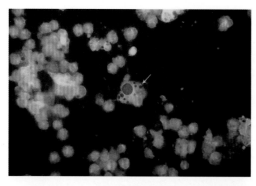

图5-11 巨噬细胞（蓝箭所指），细胞质呈绿色荧光，其内可见大小不一的包涵体，细胞核呈橘红色荧光（荧光染色，400倍）

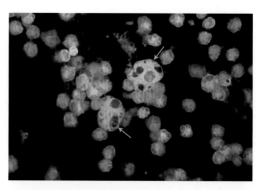

图5-12 巨噬细胞（蓝箭所指）伴中性粒细胞增多（荧光染色，400倍）

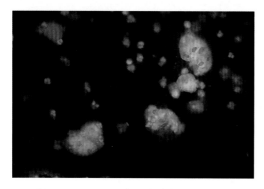

图5-13 巨噬细胞，胞体偏大，细胞质内可见吞噬的中性粒细胞（荧光染色，400倍）

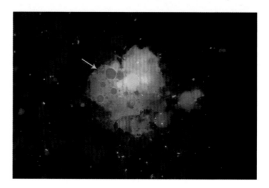

图5-14 巨噬细胞（蓝箭所指），胞体不完整，体积巨大，细胞质内可见包涵体（荧光染色，400倍）

（四）嗜酸性粒细胞

嗜酸性粒细胞（eosinophili）胞体大小10～20 μm，圆形或类圆形，瑞-吉染色细胞质内可见大量橘红色嗜酸颗粒，但荧光染色嗜酸颗粒荧光强度较弱，细胞核常分为两叶。嗜酸性粒细胞增多常见于间质性肾炎、药物过敏、变态反应性疾病、泌尿系统炎症及泌尿系统肿瘤等疾病。

（五）红细胞

根据红细胞（red blood cell，RBC）的形态分为正常红细胞和异常红细胞，正常红细胞形态同外周血红细胞。异常红细胞包括棘形红细胞、锯齿状红细胞、环形红细胞等。红细胞受尿液渗透压、pH等因素影响，可形成皱缩红细胞；红细胞中的血红蛋白丢失可形成影红细胞。红细胞荧光染色呈较弱的绿色荧光，推片或甩片可使红细胞形态发生变化（图5-15，图5-16）。因此，观察红细胞时建议使用湿片镜检或相差镜检。准确识别红细胞形态，可以大致判断出血部位及红细胞来源，对肾病的诊断有着重要的临床意义。

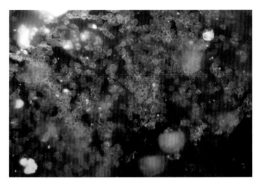

图5-15　红细胞，呈绿色荧光（荧光染色，400倍）

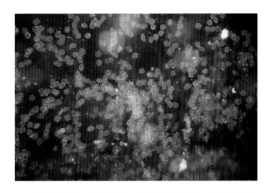

图5-16　红细胞，呈绿色荧光，来源于血尿标本（荧光染色，400倍）

二、上皮细胞

尿液中常见的上皮细胞（epithelium cell）有尿路上皮细胞、鳞状上皮细胞、柱状上皮细胞及肾小管上皮细胞，受疾病本身因素及尿液环境因素的影响，上皮细胞形态可能发生变化，使得细胞不易被鉴别，所以需要借助一些染色技术进行判断。常用的染色技术有瑞-吉染色、巴氏染色及活体染色等。荧光染色技术在尿液脱落细胞学中主要用于良、恶性细胞的鉴别，对上皮细胞的鉴别也有一定的帮助。

（一）尿路上皮细胞

组织学将肾盏、肾盂、输尿管、膀胱及前列腺部尿道被覆的上皮细胞统称为尿路上皮细胞（urothelium cell）。尿路上皮细胞随膀胱充盈和皱缩可发生细胞形态改变，所以又称移行上皮细胞，现统一称为尿路上皮，分为表层、中层及底层尿路上皮细胞。

1.表层尿路上皮细胞　细胞大小15～40μm，多个核，上皮细胞胞体巨大，多呈圆形或不规则形，细胞质丰富、厚重，细胞核圆形，核质比低，可见小核仁。荧光染色细胞质呈绿色荧光，细胞核呈橘红色荧光（图5-17～图5-24）。健康人尿液中可有少量表层尿路上皮细胞，伴中性粒细胞增多见于膀胱炎症。

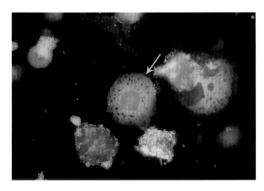

图5-17　表层尿路上皮细胞（蓝箭所指），体积较大，细胞质丰富，呈绿色荧光，细胞核圆形，核膜光滑，呈橘色荧光（荧光染色，400倍）

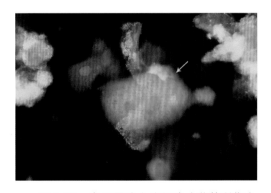

图5-18　表层尿路上皮细胞（蓝箭所指），胞体较大，多个核，又称多核巨细胞，细胞整体荧光强度较低（荧光染色，400倍）

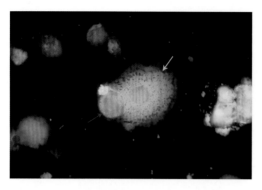

图5-19　表层尿路上皮细胞（蓝箭所指），胞体偏大；底层尿路上皮细胞（红箭所指），胞体较小（荧光染色，400倍）

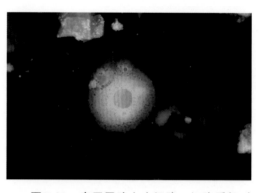

图5-20　表层尿路上皮细胞，细胞质相对于鳞状上皮细胞厚重，细胞核圆形，核膜光滑（荧光染色，400倍）

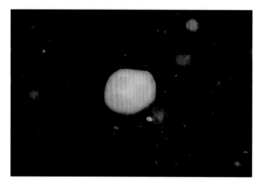

图5-21　双核表层尿路上皮细胞，细胞质丰富，细胞核相对于鳞状上皮细胞偏大、厚重（荧光染色，400倍）

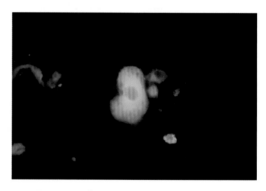

图5-22　表层尿路上皮细胞，细胞质丰富、厚重（荧光染色，400倍）

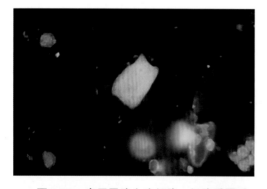

图5-23　表层尿路上皮细胞，细胞质厚重、颗粒感，细胞核模糊不清（荧光染色，400倍）

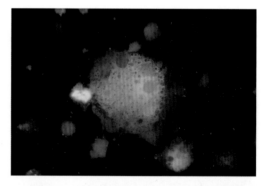

图5-24　退化表层尿路上皮细胞，胞体较大，细胞质内可见大量脂肪颗粒，细胞核碎裂（荧光染色，400倍）

2.中层尿路上皮细胞　胞体大小20～30 μm，胞质量中等，圆形、纺锤状、尾形或梨形，细胞核稍大，圆形或椭圆形，常偏于细胞一侧。该类细胞常散在分布，也可成片排列（图5-25～图5-30）。中层尿路上皮细胞增多见于肾盂肾炎、膀胱炎等。

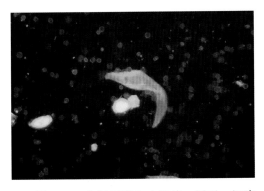

图5-25　中层尿路上皮细胞，尾形，细胞核较大，细胞质厚重，呈颗粒感（荧光染色，400倍）

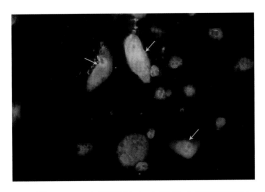

图5-26　中层尿路上皮细胞（蓝箭所指），细胞质丰富、厚重，呈绿色荧光，胞核大，呈橘红色荧光（荧光染色，400倍）

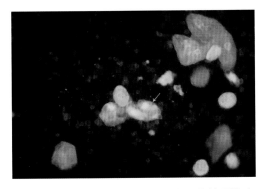

图5-27　中层尿路上皮细胞（蓝箭所指），胞质厚重，而右上方的鳞状上皮细胞胞质较薄，细胞核较小（荧光染色，200倍）

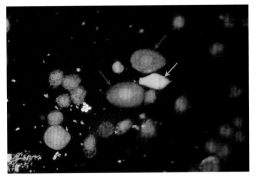

图5-28　中层尿路上皮细胞（蓝箭所指）相对于表层尿路上皮（红箭所指）体积偏小，呈梭形（荧光染色，400倍）

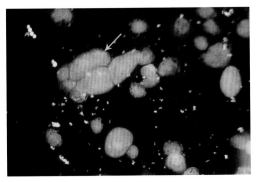

图5-29　中层尿路上皮细胞（蓝箭所指），相对于表层细胞体积偏小（荧光染色，400倍）

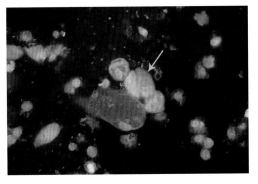

图5-30　中层尿路上皮细胞（蓝箭所指），成堆分布，核质比偏高（荧光染色，400倍）

3.底层尿路上皮细胞　细胞大小15～25 μm，多呈圆形，胞质量偏少，核质比偏高，细胞核稍大，呈圆形或卵圆形，居中或偏位。该类细胞常成堆或散在分布，底层尿路上皮细胞与肾小管上皮细胞不易区分，底层尿路上皮细胞胞体规整，胞膜光滑，而肾小管上皮细胞胞体多不规则。荧光染色底层尿路上皮细胞细胞质呈绿色荧光，细胞核呈橘红色荧光（图5-31～图5-38）。

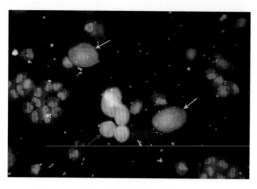

图5-31 底层尿路上皮细胞（红箭所指），胞体偏小，核质比偏高；蓝箭所指为表层尿路上皮细胞（荧光染色，400倍）

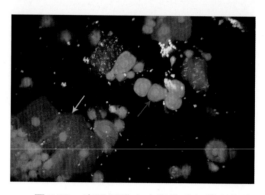

图5-32 底层尿路上皮细胞（红箭所指），胞体偏小，细胞质厚重，细胞核偏大，而鳞状上皮细胞（蓝箭所指）细胞质较薄，细胞核较小（荧光染色，400倍）

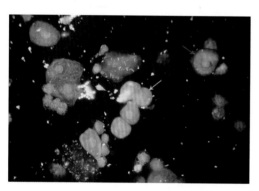

图5-33 底层尿路上皮细胞（蓝箭所指），细胞质呈绿色荧光，细胞核呈橘红色荧光，整体荧光强度较低；红箭所指为表层尿路上皮细胞（荧光染色，400倍）

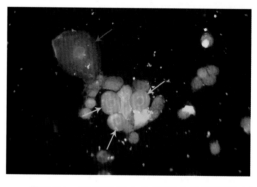

图5-34 底层尿路上皮细胞（蓝箭所指），细胞规整，胞体偏小，核质比偏高；红箭所指为鳞状上皮细胞（荧光染色，400倍）

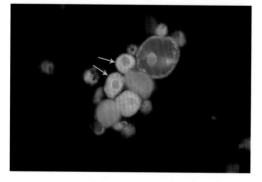

图5-35 底层尿路上皮细胞（蓝箭所指），细胞成堆分布（荧光染色，400倍）

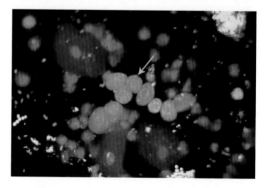

图5-36 底层尿路上皮细胞（蓝箭所指）伴中性粒细胞增多，多见于泌尿系统炎症（荧光染色，400倍）

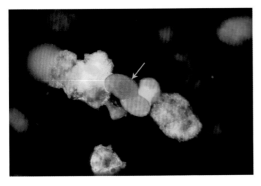 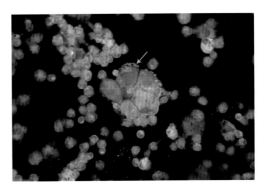

图5-37　底层尿路上皮细胞（蓝箭所指）（荧光染色，1000倍）

图5-38　底层尿路上皮细胞（蓝箭所指）伴中性粒细胞增多（荧光染色，400倍）

（二）鳞状上皮细胞

尿液中的鳞状上皮细胞（squamous epithelium cell），分为表层、中层及底层鳞状上皮细胞。女性多来自膀胱三角区、尿道外口段，男性多来自尿道舟状窝至外口段，也可能来自阴道、外阴部和包皮的表皮污染。

1.表层鳞状上皮细胞　细胞大小40～60 μm，胞体扁平，形状不规则，边缘常折叠或卷曲，细胞质丰富、较薄，可见细小角质颗粒，细胞核较小，呈圆形或椭圆形，无核仁。荧光染色细胞质呈较弱的黄绿色荧光，细胞核呈橘红色（图5-39～图5-44）。

健康人尿液中可见少量鳞状上皮细胞，特别是育龄期女性，一般无临床意义；若该类细胞大量出现同时伴白细胞增多，提示尿道炎症；若同时伴尿路上皮细胞增多，提示慢性膀胱炎。

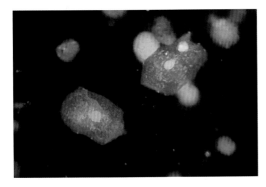 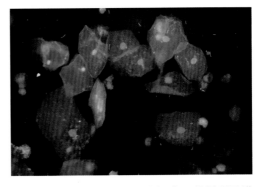

图5-39　表层鳞状上皮细胞，细胞质较薄，可见角质颗粒，细胞核小，呈圆形（荧光染色，400倍）

图5-40　表层鳞状上皮细胞，数量明显增多，细胞边缘可以褶皱，细胞核较小（荧光染色，400倍）

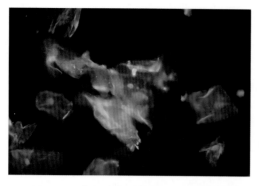

图5-41　表层鳞状上皮细胞，胞体不规则，边缘折叠或卷曲，细胞质丰富、无颗粒，细胞核较小（荧光染色，400倍）

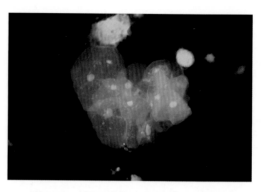

图5-42　表层鳞状上皮细胞，细胞成片脱落（荧光染色，400倍）

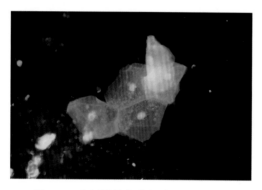

图5-43　表层鳞状上皮细胞，细胞质呈黄绿色荧光，细胞核呈橘红色荧光（荧光染色，400倍）

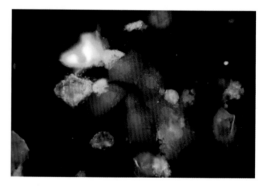

图5-44　表层鳞状上皮细胞，胞体较大，细胞整体荧光强度较弱（荧光染色，400倍）

2.中、底层鳞状上皮细胞　相对于表层鳞状上皮细胞，靠近中、底层的细胞体积偏小，胞体呈圆形，细胞质相对尿路上皮偏薄，细胞核与表层细胞大小一致，越靠近底层，核质比越高（图5-45～图5-48）。中、底层鳞状上皮细胞主要根据细胞大小及核质

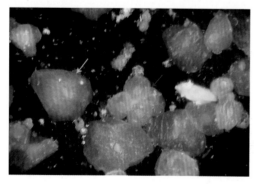

图5-45　中层鳞状上皮细胞（红箭所指）相对表层鳞状上皮细胞（蓝箭所指）体积偏小，胞体呈圆形，细胞质较薄，细胞核较小（荧光染色，400倍）

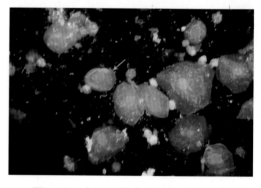

图5-46　中层鳞状上皮细胞（蓝箭所指），胞质呈绿色荧光，胞核呈橘红色荧光（荧光染色，400倍）

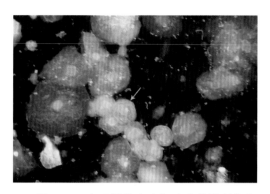

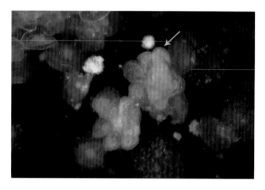

图5-47 底层鳞状上皮细胞（蓝箭所指），胞体较小，细胞质偏薄，细胞核较小，核质比高（荧光染色，400倍）

图5-48 底层鳞状上皮细胞（蓝箭所指），细胞质呈绿色荧光，细胞核呈橘红色荧光（荧光染色，400倍）

比进行区分，但由于其临床意义相同，实际工作中很少区分两类细胞。该类细胞增多见于尿道炎症，也可能是来自阴道、外阴部或包皮等部位的鳞状上皮细胞。

3.线索细胞 鳞状上皮细胞黏附大量细菌时称为线索细胞，荧光染色鳞状上皮细胞荧光强度较弱，细菌为强荧光（图5-49，图5-50）。

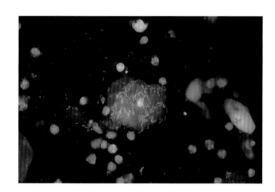

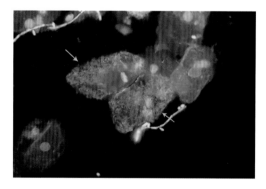

图5-49 线索细胞（蓝箭所指），伴大量中性粒细胞及巨噬细胞出现，细菌呈橘红色强荧光（荧光染色，400倍）

图5-50 线索细胞（蓝箭所指），鳞状上皮细胞黏附大量杆菌（荧光染色，400倍）

（三）肾小管上皮细胞

近曲小管、髓袢、远曲小管、集合管和肾乳头被覆单层肾小管上皮细胞（renal tubular epithelium cell），当这些部位发生病变或损伤时，肾小管上皮细胞可大量脱落。该类细胞比白细胞大2～4倍，胞体不规则，细胞质厚重、颗粒感，单个核，圆形或不规则，核膜不光滑。荧光染色细胞质厚重，呈绿色荧光，细胞核呈橘红色荧光（图5-51～图5-64）。

健康人尿液中偶见肾小管上皮细胞，增多表明肾小管损伤或坏死性病变，多见于急性肾小管坏死、肾病综合征、肾小管间质性炎症等疾病。

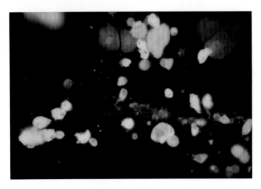

图5-51　肾小管上皮细胞，体积是白细胞的2～4倍，胞体不规则，细胞核不规则（荧光染色，400倍）

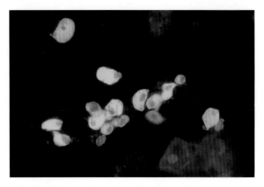

图5-52　肾小管上皮细胞，胞体不规则，细胞质厚重，荧光强度稍强（荧光染色，400倍）

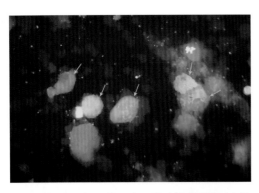

图5-53　肾小管上皮细胞（蓝箭所指），数目较多，细胞质呈绿色荧光，细胞核呈橘红色荧光（荧光染色，1000倍）

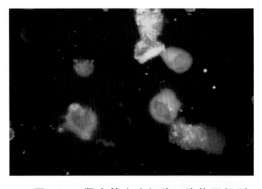

图5-54　肾小管上皮细胞，胞体不规则，细胞质厚重，细胞核偏大（荧光染色，1000倍）

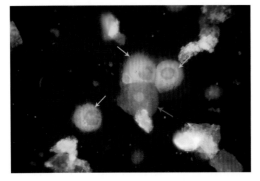

图5-55　肾小管上皮细胞（蓝箭所指），细胞质相对鳞状上皮（红箭所指）厚重，颗粒感，细胞核偏大，核膜不光滑（荧光染色，1000倍）

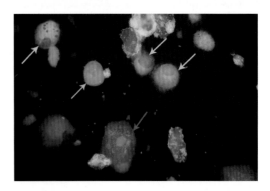

图5-56　肾小管上皮细胞（蓝箭所指），胞核较底层尿路上皮（绿箭所指）偏大，细胞质较鳞状上皮（红箭所指）厚重（荧光染色，1000倍）

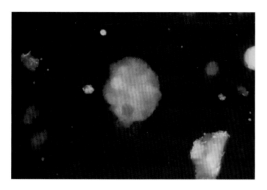

图5-57　肾小管上皮细胞，体积偏大，胞质内可见变性的颗粒（荧光染色，1000倍）

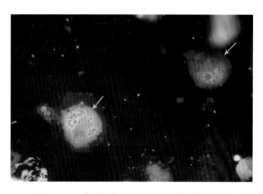

图5-58　肾小管上皮细胞（蓝箭所指），胞质内可见少量脂肪颗粒（荧光染色，1000倍）

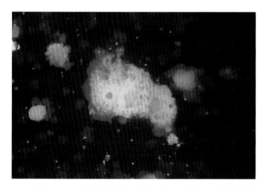

图5-59　肾小管上皮细胞，来源于肾小管急性坏死病例（荧光染色，1000倍）

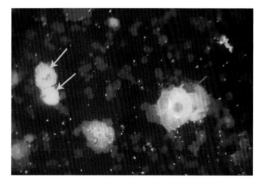

图5-60　肾小管上皮细胞（蓝箭所指），胞质内颗粒增多、增粗；红箭所指为尿路上皮细胞（荧光染色，1000倍）

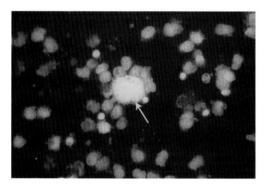

图5-61　肾小管上皮细胞（蓝箭所指），胞质呈绿色荧光，胞核呈橘红色（荧光染色，1000倍）

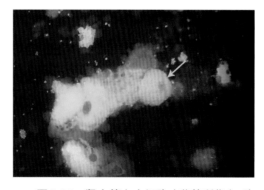

图5-62　肾小管上皮细胞（蓝箭所指），胞质丰富，但胞核较小，来源于急性肾小管坏死病例（荧光染色，1000倍）

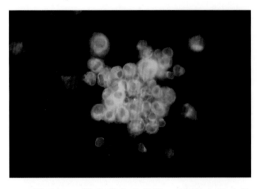

图5-63　肾小管上皮细胞，细胞成堆（荧光染色，400倍）

图5-64　肾小管上皮细胞，细胞大小不等，呈绿色荧光（荧光染色，400倍）

（四）诱饵细胞

诱饵细胞（decoy cell）是人多瘤病毒感染尿路上皮细胞或肾小管上皮细胞形成的一类细胞，该类细胞与尿路上皮癌细胞不易区分，所以被称为诱饵细胞或诱骗细胞。该类细胞出现细胞核特征性变化：①核增大，偏位，核质比增高，核膜增厚，肿大的细胞核有空泡样改变，可见核内包涵体；②染色质向核膜聚集（即边缘化）；③染色质结构破坏，呈大小、形状和排列不规则的粗颗粒（图5-65～图5-70）。

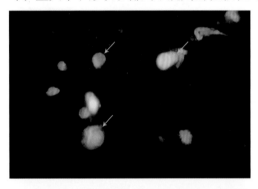

图5-65　诱饵细胞（蓝箭所指），胞体偏大，细胞核肿胀（荧光染色，400倍）

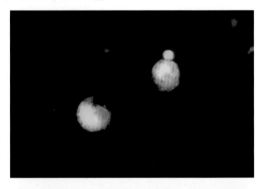

图5-66　诱饵细胞，细胞质呈绿色荧光，细胞核呈橘红色荧光（荧光染色，1000倍）

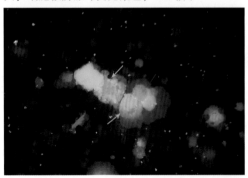

图5-67　诱饵细胞（红箭所指），细胞核脱出，易形成裸核；蓝箭所指细胞为肾小管上皮细胞（荧光染色，1000倍）

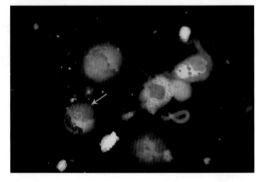

图5-68　诱饵细胞（蓝箭所指），细胞核比正常的肾小管上皮细胞（红箭所指）偏大（荧光染色，1000倍）

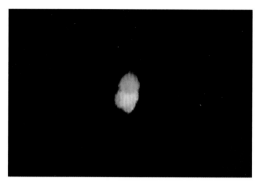

图5-69 诱饵细胞，胞体偏大，细胞核脱出，可结合活体染色技术进一步明确（荧光染色，1000倍）

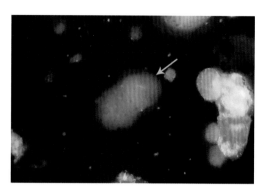

图5-70 诱饵细胞（蓝箭所指），由于染色质结构破坏，部分细胞核的荧光强度较弱（荧光染色，1000倍）

尿液诱饵细胞多见于肾移植或骨髓移植术后患者，原因是长期使用免疫抑制剂的患者易感染多瘤病毒，在这类患者的尿液中可以发现此类细胞。此外，恶性肿瘤免疫力低下患者的尿液中也可出现诱饵细胞。

三、尿液肿瘤细胞

尿液肿瘤细胞筛查是尿液脱落细胞学检查的最主要部分，在泌尿系统肿瘤诊断方面起着重要的作用。尿液标本容易获得，属于无创性检查，而且可以重复检测，所以尿液脱落细胞学检查应用广泛。此外，尿液脱落细胞学结合膀胱镜检查，不仅在诊断膀胱肿瘤方面发挥着重要的作用，在肿瘤复发监测方面也同样有着重要的临床意义。

尿液肿瘤主要包括尿路上皮癌、腺癌、鳞癌及小细胞癌等，以尿路上皮癌为主，占90%以上，主要发病部位为膀胱，其次是输尿管、肾盂等。未染色时，尿液肿瘤细胞不易鉴别，容易漏检。所以对于疑似肿瘤细胞，应结合染色技术鉴别，如瑞-吉染色、HE染色、巴氏染色及荧光染色等。荧光染色后的肿瘤细胞，结构清晰，细胞质呈黄色或黄绿色荧光，细胞核呈橘红色荧光，有助于良、恶性肿瘤细胞的鉴别（图5-71～图5-76）。与其他染色技术相似，荧光染色会受样本差异、染色条件等因素的影响，鉴别肿瘤细胞

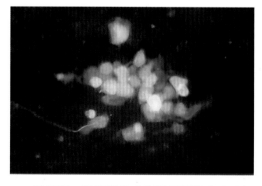

图5-71 肿瘤细胞（高级别尿路上皮癌细胞），胞质量少，细胞核大，细胞核的荧光强度较强（荧光染色，400倍）

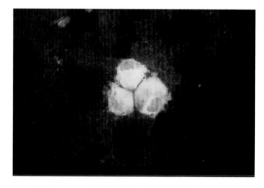

图5-72 肿瘤细胞，胞体偏大，细胞核大，核仁明显，具有肿瘤细胞基本特征（荧光染色，400倍）

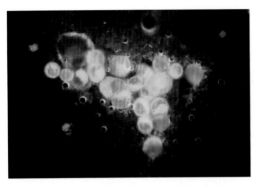

图5-73　肿瘤细胞，成堆分布，细胞异型性明显，细胞质呈黄色荧光，细胞核为橘红色荧光，核仁深染（荧光染色，400倍）

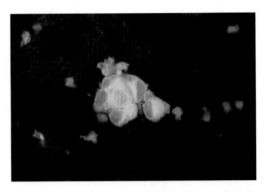

图5-74　肿瘤细胞，成堆分布，细胞质丰富，细胞核大，核仁明显（荧光染色，400倍）

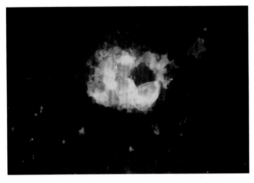

图5-75　肿瘤细胞，细胞结构不清，胞核巨大，核仁明显（荧光染色，400倍）

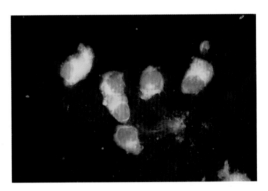

图5-76　肿瘤细胞，该类细胞与诱饵细胞不易鉴别，需结合其他染色技术进一步明确（荧光染色，400倍）

时需结合其他实验室检查综合分析，避免过度诊断。

第二节　尿液管型荧光染色图例

管型是尿液有形成分的重要组成部分，管型的种类丰富、形态多样。不同种类的管型，临床意义各不相同，尤其在肾病诊断方面有着重要的临床意义。

荧光染色在鉴别尿液管型时有一定的优势，尤其在鉴别透明管型时、颗粒管型和蜡样管型时，可根据管型的形态、内容物、基质及荧光强度进行鉴别。肾小管上皮细胞管型与白细胞管型成分在荧光染色后结构清晰、易于区分。除此之外，荧光染色还适用于蛋白管型、重叠管型及嵌套管型的鉴别。

一、透明管型

透明管型（hyaline cast）呈圆柱体状，两边平行，两端钝圆，质地菲薄、折光性差，可弯曲或扭曲，偶见含少量颗粒的透明管型。透明管型主要由T-H蛋白及白蛋白在酸性环境下沉淀、凝固形成。荧光染色后，管型基质较薄，着色较浅，呈橘色或黄色

（图5-77～图5-82）。

该类管型可见于成人浓缩尿、剧烈运动后。在重体力劳动、使用麻醉药或利尿药、发热时，该类管型可一过性增多。高血压、急慢性肾小球肾炎、急性肾盂肾炎、慢性肾衰竭、肾病综合征等疾病患者尿液中可出现大量透明管型。

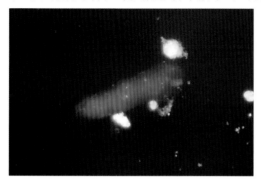

图5-77 透明管型，两边平行，两端钝圆，质地菲薄，呈橘红色荧光（荧光染色，400倍）

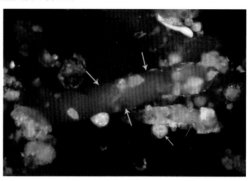

图5-78 透明管型（蓝箭所指），管型内偶见细胞，基质较薄，荧光强度较低；颗粒管型（红箭所指）；肾小管上皮细胞（绿箭所指）（荧光染色，400倍）

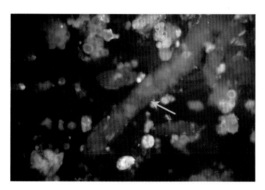

图5-79 透明管型（蓝箭所指），荧光强度较低（荧光染色，400倍）

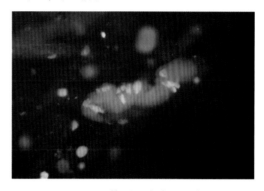

图5-80 透明管型，内含少量肾小管上皮细胞，管型基质较薄，呈橘红色（荧光染色，400倍）

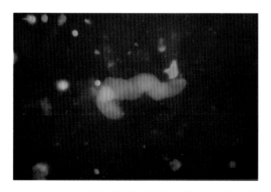

图5-81 透明管型，基质较薄，呈橘色荧光（荧光染色，400倍）

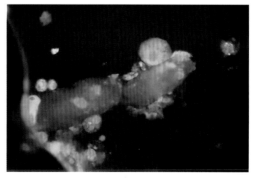

图5-82 透明管型，荧光强度较弱，背景可见大量肾小管上皮细胞，呈绿色荧光（荧光染色，400倍）

二、颗粒管型

颗粒管型（granular cast）内含有大量颗粒，疏密程度不同，管型中的颗粒主要来源于崩解变性的细胞残片、血浆蛋白的凝聚及其他物质，颗粒容量在1/3以上。管型长短、粗细不一，可以与其他种类管型同时出现。荧光强或较强，呈黄色荧光，而透明管型呈橘色荧光或淡黄色荧光，所以可以通过荧光染色鉴别两类管型（图5-83～图5-90）。

尿液中出现颗粒管型，提示肾有实质性病变；颗粒管型常见于急慢性肾小球肾炎、肾病综合征、肾小球硬化症、药物中毒等，发热和剧烈运动后偶见。

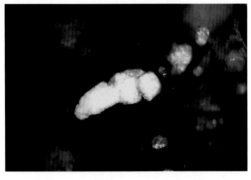

图5-83　颗粒管型，管型内的颗粒细小，荧光强度较强（荧光染色，200倍）

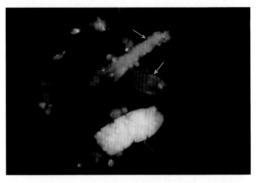

图5-84　颗粒管型（绿箭所指），荧光强度稍强；蜡样管型（红箭所指），荧光强度较强；透明管型（蓝箭所指），荧光强度较弱（荧光染色，200倍）

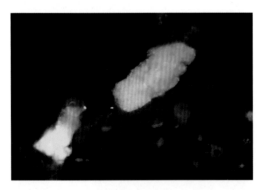

图5-85　颗粒管型，内含细小颗粒，荧光强度较强（荧光染色，400倍）

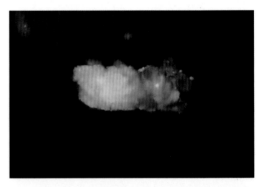

图5-86　颗粒管型，管型内的颗粒疏密程度不同，左侧排列紧密，右侧排列疏松（荧光染色，400倍）

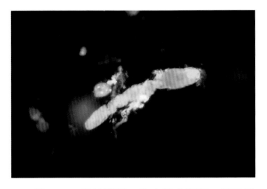

图5-87　颗粒管型，荧光强度较强，背景呈绿色荧光的为肾小管上皮细胞（荧光染色，400倍）

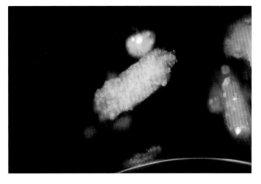

图5-88　颗粒管型，管型内可见大量颗粒，呈黄色荧光（荧光染色，400倍）

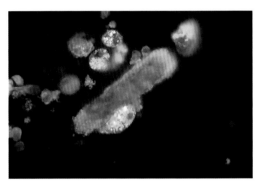

图5-89　颗粒管型，荧光强度较强，背景可见大量肾小管上皮细胞，呈绿色荧光（荧光染色，400倍）

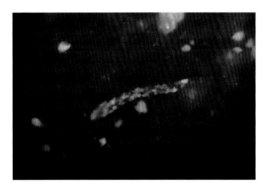

图5-90　颗粒管型，管型内可见大量细胞碎片，呈绿色荧光（荧光染色，200倍）

三、细胞管型

常见的细胞管型（cellular cast）有肾小管上皮细胞管型、白细胞管型、红细胞管型、脂肪颗粒细胞管型及混合细胞管型，其中以肾小管上皮细胞管型最为常见。不同种类的细胞管型出现的临床意义各不相同。

肾小管上皮细胞管型：管型内的肾小管上皮细胞体积偏大，是白细胞的 2 ～ 4 倍，数量不等，排列紧密或松散。荧光染色后，管型内的细胞呈绿色荧光。该类管型提示肾小管损伤，见于急性肾小管坏死、肾移植术后排异反应、肾淀粉样变，也见于肾小球肾炎等疾病（图5-91 ～图5-96）。

白细胞管型：以中性粒细胞管型为主，管型内的细胞体积较小，立体感较强，细胞数量不等，排列紧密或松散，荧光染色呈黄绿色荧光。管型内细胞以中性粒细胞为主时常见于急性肾盂肾炎、间质性肾炎；以淋巴细胞为主时多见于肾移植排异反应。

红细胞管型：管型内可见红细胞且数量超过管型体积的 1/3，荧光染色后，红细胞呈较弱的绿色荧光。该类管型提示肾实质性出血，特别是肾小球疾病，常见于急、慢性肾小球肾炎、急性肾小管坏死、肾移植排斥反应、狼疮性肾炎、肾梗死、肺出血 - 肾炎综合征等疾病。

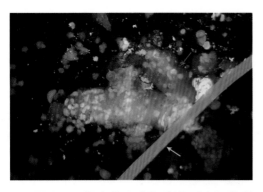

图5-91　肾小管上皮细胞管型（红箭所指），管型内可见大量肾小管上皮细胞，单个核，细胞质呈绿色荧光，管型基质较薄，呈橘黄色荧光；蓝箭所指为纤维丝，呈橘色荧光，无管型基质（荧光染色，200倍）

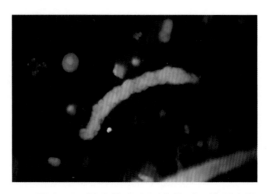

图5-92　肾小管上皮细胞管型，管型内肾小管上皮细胞排列紧密，细胞质呈绿色荧光，细胞核呈橘红色荧光（荧光染色，200倍）

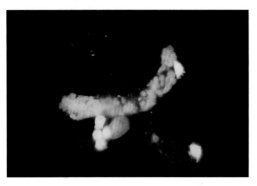

图5-93　肾小管上皮细胞管型，管型内可见排列紧密的肾小管上皮细胞，部分细胞结构不清晰，呈绿色荧光（荧光染色，400倍）

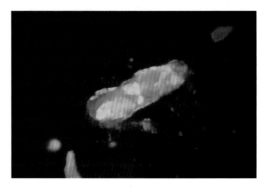

图5-94　肾小管上皮细胞管型，其内可见完整的肾小管上皮细胞，呈绿色荧光，管型基质呈橘色荧光（荧光染色，400倍）

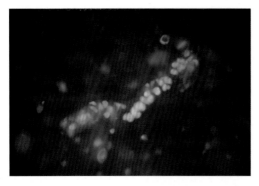

图5-95　肾小管上皮细胞管型，其内可见大量完整的肾小管上皮，细胞质呈绿色荧光，单个核，细胞核呈橘红色荧光（荧光染色，400倍）

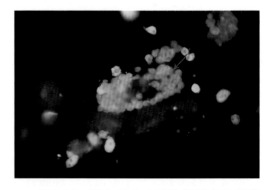

图5-96　肾小管上皮细胞管型（红箭所指），管型内的肾小管上皮细胞结构清晰（荧光染色，1000倍）

脂肪颗粒细胞管型：管型内可见脂肪颗粒细胞，体积较大，细胞质内充满大量脂肪颗粒，呈黄色强荧光。该类管型提示肾小管上皮细胞出现坏死性脱落，多见于慢性肾炎、肾病综合征及糖尿病肾病。

四、蜡样管型

蜡样管型（waxy cast）呈质地厚、均质状，轮廓清晰，平直或弯曲状，大小、长短不一，可有切迹，易折断；部分蜡样管型呈均质的细颗粒状。此外，由于蜡样管型易断裂，部分管型短小或呈球状（图5-97～图5-104）。

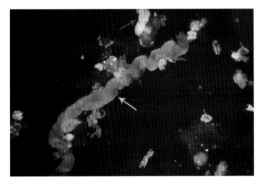

图5-97　蜡样管型（蓝箭所指），颗粒管型（红箭所指）（荧光染色，200倍）

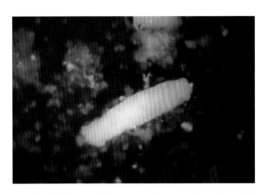

图5-98　蜡样管型，荧光强度较强（荧光染色，200倍）

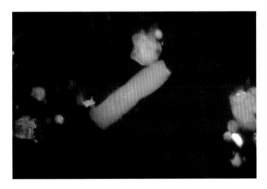

图5-99　蜡样管型（荧光染色，400倍）

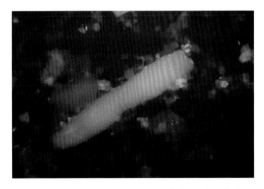

图5-100　蜡样管型（荧光染色，400倍）

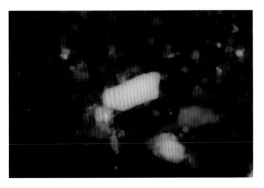

图5-101　蜡样管型（荧光染色，400倍）

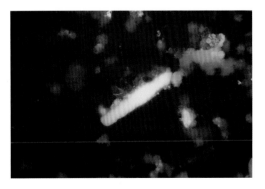

图5-102　蜡样管型（荧光染色，200倍）

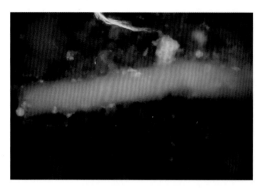

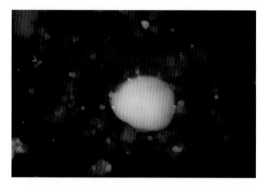

图5-103　蜡样管型，两边平行，两端平齐，可见切迹（荧光染色，400倍）

图5-104　蜡样管型，呈球形，具有和典型蜡样管型一样的基质，而且荧光强度一致（荧光染色，400倍）

尿液中出现蜡样管型提示肾小管严重坏死或肾单位慢性损害。多见于慢性肾小球肾炎晚期、慢性肾衰竭、肾淀粉样变性病、肾移植慢性排异反应、恶性高血压等。

五、宽大管型

管型宽度在50 μm以上即为宽大管型（broad cast），又称宽幅管型。管型内可有颗粒、细胞等各种成分。宽大管型也可有不同的结构类型，如宽大的蜡样管型、宽大的颗粒管型等（图5-105～图5-110）。该类管型来自破损扩张的肾小管、集合管和乳头管，也可因肾小管下端阻塞导致上端管型发生卷曲、堆积形成较宽的管型。

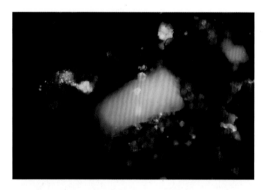

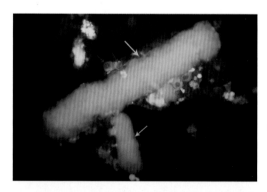

图5-105　宽大管型，宽度较宽，荧光强度较强（荧光染色，400倍）

图5-106　宽大管型（蓝箭所指），宽度大于50μm，是蜡样管型（绿箭所指）的2倍，红色箭头所指为肾小管上皮细胞（荧光染色，400倍）

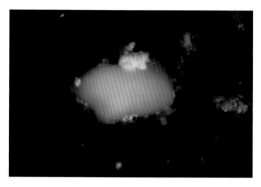

图5-107 宽大蜡样管型，该类管型易断裂，管型基质均质化，荧光强度较强（荧光染色，400倍）

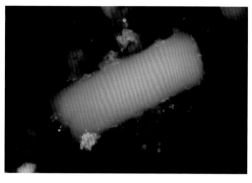

图5-108 宽大蜡样管型，管型宽度较宽，可以与背景细胞进行对比，荧光强度较强（荧光染色，400倍）

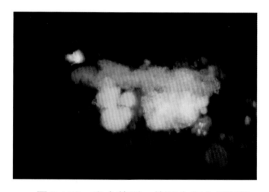

图5-109 宽大管型，管型含有大量颗粒，荧光强度较强（荧光染色，400倍）

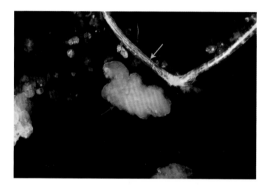

图5-110 宽大管型（红箭所指），管型扭曲、折叠；蓝箭所指为纤维丝（荧光染色，200倍）

宽大管型提示肾病晚期或肾衰竭，所以又称为肾衰竭管型。宽大管型多见于急性肾损伤患者多尿早期、输血后溶血反应导致的急性肾损伤、大面积烧伤后急性肾损伤、挤压伤综合征、终末期肾病等。

六、其他种类的管型

除常见的管型外，在部分病例中可见一些特殊种类的管型，如嵌套管型、重叠管型、蛋白管型等（图5-111～图5-114）。

嵌套管型：两个管型相互嵌套或包裹在一起，有相对独立边缘，管型内含物成分可相同或不同。形成原因是在肾小管上端形成管型后，随尿流移至肾小管下端，停留在肾小管内，在其外部又包裹一层新的管型，多见于慢性肾病。

重叠管型：两个管型并排重叠，形成原因是在肾小管上端形成的管型，随尿液流至肾小管下端，又并排形成一条新的管型，两条管型有各自的边界，可以是同种管型，也可是不同种类的管型。临床意义同嵌套管型。

蛋白管型：特指以除白蛋白、T-H蛋白以外的蛋白质为基质形成的管型，其质地与蜡样管型相似，形态多为扭曲、麻花状或呈蛙卵样排列。蛋白来源于血浆中的免疫球蛋白、本周蛋白、纤维蛋白、结合珠蛋白、转铁蛋白淀粉样蛋白等。尿液中出现蛋白管型多见于多发性骨髓瘤肾病、淀粉样变、轻/重链沉积病，偶见于代谢紊乱肾损害，高黏滞综合征（高球蛋白血症）、肾静脉血栓、慢性肾小管损伤及肾盂肾炎等疾病。

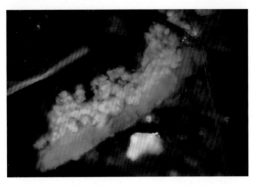

图5-111　重叠管型，两条管型并排重叠，上方为蛋白管型，基质呈蛙卵样，荧光强度较强；下方为颗粒管型，颗粒细小，荧光强度比上方的蛋白管型稍弱（荧光染色，400倍）

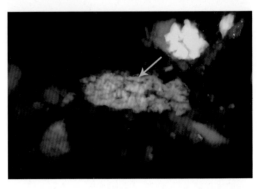

图5-112　蛋白管型（蓝箭所指），管型内的颗粒粗大，荧光强度较强（荧光染色，400倍）

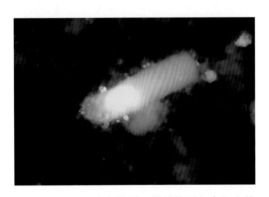

图5-113　嵌套管型，蜡样管型包裹短小的颗粒管型（荧光染色，200倍）

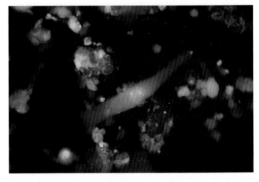

图5-114　嵌套管型，蜡样管型包裹颗粒管型（荧光染色，200倍）

第三节　其他有形成分荧光染色图例

一、细菌与真菌

（一）细菌

尿液致病菌种类较多，主要以大肠埃希菌、肠球菌及奈瑟菌多见，荧光染色细菌呈橘黄色，而且荧光强度强或较强（图5-115～图5-118）。荧光染色可以有助于快速发现细菌，但鉴别细菌的种类，需结合微生物培养与鉴定。

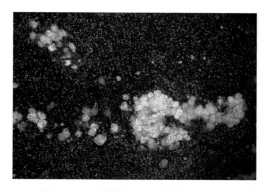

图5-115 细菌伴大量中性粒细胞，细菌荧光强度较强（荧光染色，200倍）

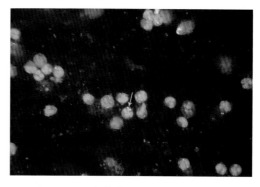

图5-116 胞内菌（蓝箭所指），中性粒细胞吞噬球菌（荧光染色，400倍）

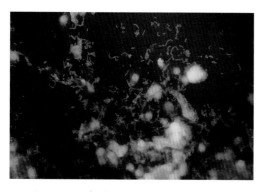

图5-117 杆菌，多为大肠埃希菌，需要微生物培养、鉴定（荧光染色，400倍）

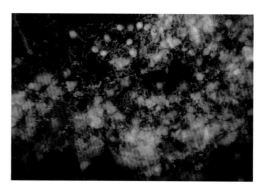

图5-118 杆菌伴中性粒细胞出现，细菌可被中性粒细胞吞噬（荧光染色，400倍）

（二）真菌

尿液真菌主要以酵母样真菌为主，也可见其他种类的真菌，荧光染色在鉴别真菌方面优势明显，真菌染色后结构清晰，表现为强荧光，呈黄色或橘黄色（图5-119～图5-122）。

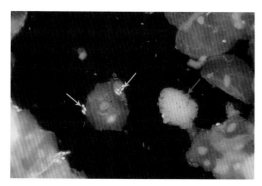

图5-119 真菌孢子（蓝箭所指），呈黄色荧光；细菌（红箭所指），呈橘色荧光（荧光染色，400倍）

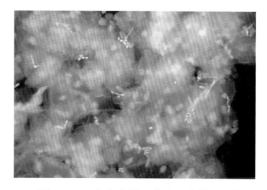

图5-120 真菌孢子，荧光强度较强（荧光染色，400倍）

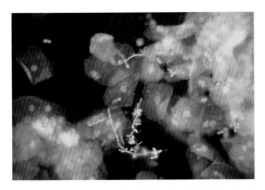 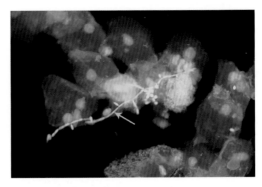

图5-121　真菌菌丝（假菌丝）（蓝箭所指），荧光强度较强（荧光染色，400倍）

图5-122　真菌菌丝（假菌丝）（蓝箭所指），呈黄色或橘黄色荧光（荧光染色，400倍）

二、结晶

尿液结晶种类丰富，分为生理性结晶和病理性结晶，常见的生理性结晶包括草酸钙结晶、尿酸结晶、磷酸钙结晶及非晶型盐类结晶等，生理性结晶临床意义较小，很多结晶与饮食相关，但长期、持续存在，有形成结石的风险。荧光染色时，结晶成分不着色，但尿酸结晶可呈自发荧光，且荧光强度较强，草酸钙结晶可见微弱的荧光。以下几种形态的结晶均为荧光显微镜镜检图片（图5-123～图5-134）。

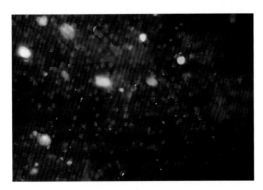 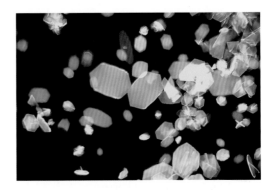

图5-123　草酸钙结晶，八面体结构，有微弱的荧光

图5-124　尿酸结晶，六边形，呈片状，是比较常见的一种形态

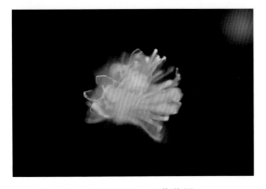 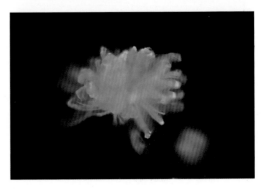

图5-125　尿酸结晶，呈菊花样

图5-126　尿酸结晶，呈菊花样

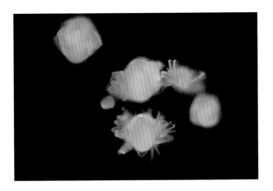

图 5-127 尿酸结晶，多层片

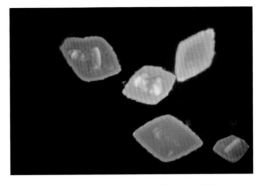

图 5-128 尿酸结晶，菱形，片状

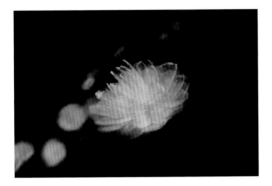

图 5-129 尿酸结晶，自发荧光

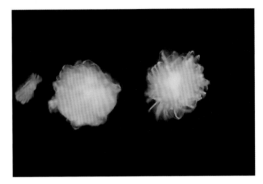

图 5-130 尿酸结晶，呈黄绿色荧光

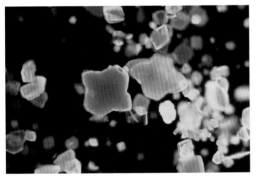

图 5-131 不规则形尿酸结晶

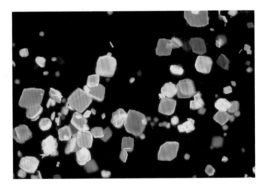

图 5-132 菱形尿酸结晶

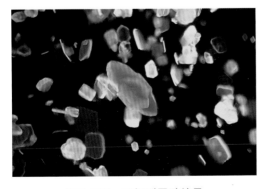

图 5-133 不规则尿酸结晶

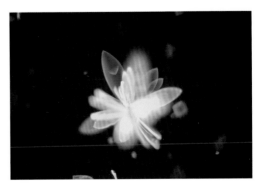

图 5-134 尿酸结晶，呈花样

三、其他有形成分

尿液中可见各种各样的污染物，多来源于外界环境或粪便污染。粪便污染的尿液标本，可见多种杂质，如植物纤维、植物细胞、花粉颗粒、肌纤维、细菌及真菌孢子等，这些物质会严重影响尿液有形成分计数，此类标本应视为不合格样本并退回临床重新采样。纤维丝荧光染色图片见图 5-135 ～图 5-138。

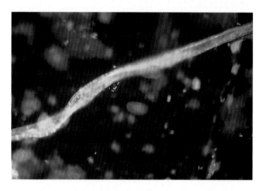

图 5-135　纤维丝，长短不一，与尿液管型不易区分，荧光染色呈强荧光（荧光染色，200倍）

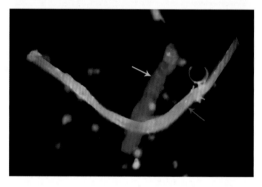

图 5-136　纤维丝（红箭所指），呈强荧光；透明管型（蓝箭所指），荧光强度较低（荧光染色，200倍）

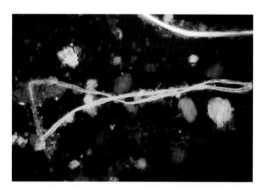

图 5-137　纤维丝（蓝箭所指），长度较长，荧光强度较强；蜡样管型（红箭所指），均质化（荧光染色，200倍）

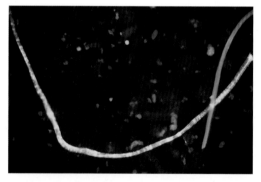

图 5-138　纤维丝，荧光强度较强，呈黄色或橘色（荧光染色，200倍）

第四节　病例分析

一、泌尿系统炎症病例分析

【病史简介】　患者，女，75岁。主因"尿频、尿痛，夜尿增多3天"收入院。

【辅助检查】　血常规：WBC13.2×10⁹/L，N% 74.3%。尿干化学：BLD（1＋）、LEU（＋＋＋）、NIT（＋）。尿液有形成分计数：RBC 24.5个/μl，WBC278.9个/μl，上皮细胞15.5个/μl，小圆上皮细胞计数34.2个/μl。超声检查：未见异常。

【尿液细胞学检查】　尿液，黄色、微浊。荧光染色：有核细胞明显增多，以中性粒细胞为主，巨噬细胞少量，尿路上皮细胞少量，未见异型细胞（图5-139～图5-142）。

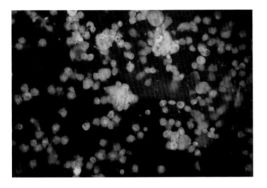

图5-139　中性粒细胞，数量明显增多，荧光染色，400倍（1）

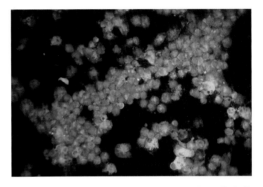

图5-140　中性粒细胞，成堆分布，荧光染色，400倍（1）

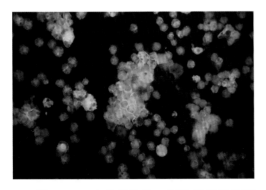

图5-141　中性粒细胞，细胞质呈绿色荧光，荧光染色，400倍（2）

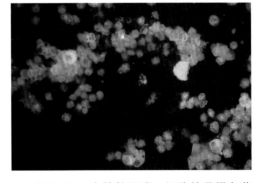

图5-142　中性粒细胞，细胞核呈橘色荧光，荧光染色，400倍（2）

【病例分析】　该患者以"尿频、尿痛，夜尿增多"收入院，临床初步诊断为泌尿系统炎症，为进一步明确诊断，做血常规及尿常规检查，支持诊断。患者年龄大，需除外泌尿系统肿瘤，故进行尿液脱落细胞学检查。使用瑞-吉染色及荧光染色鉴别尿液有形成分，如图所示，荧光染色后尿液以中性粒细胞为主，而且部分中性粒细胞成团分布，巨噬细胞少量，全片未见异型细胞，支持泌尿系统炎症。荧光染色后的中性粒细胞胞质呈绿色荧光，细胞核呈橘红色荧光，细胞整体荧光强度偏低。

【最终诊断】　膀胱炎。

二、肾病病例分析

【病史简介】　患者，男，67岁。主因"头晕、腰痛"收入院。高血压病史15年，糖尿病病史6年。

【辅助检查】　血常规：WBC10.2×10⁹/L。尿干化学：PRO（＋＋＋）、BLD（＋＋）、LEU（＋）、GLU（＋＋＋）、KET（＋＋）。尿液有形成分计数：RBC 4273.5个/μl，WBC78.6个/μl，上皮细胞7.4个/μl，小圆上皮细胞计数74.2个/μl。常规生化：Urea17.4mmol/L，Cr 235.6μmol/L，GLU 13.5 mmol/L。

【尿液细胞学检查】　尿液，黄色、浑浊。显微镜检查：有核细胞明显增多，以肾小管上皮细胞为主，中性粒细胞少量，尿路上皮细胞少量，可见大量颗粒管型、透明管型及少量蜡样管型，红细胞大量，未见异型细胞（图5-143～图5-146）。

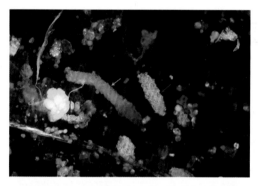

图5-143　颗粒管型（红箭所指），颗粒管型向蜡样管型（蓝箭所指）转变（荧光染色，200倍）

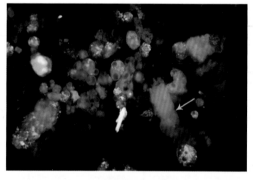

图5-144　蜡样管型（蓝箭所指），背景可见大量肾小管上皮细胞，呈绿色荧光（荧光染色，400倍）

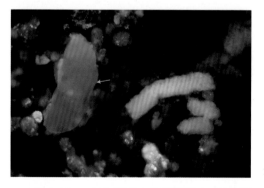

图5-145　宽大管型（蓝箭所指），颗粒管型（红箭所指）（荧光染色，400倍）

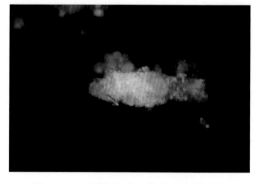

图5-146　颗粒管型，荧光强度较强（荧光染色，400倍）

【病例分析】　该患者出现头晕及腰痛等症状，而且有糖尿病及高血压病史。查尿常规示蛋白（＋＋＋），GLU（＋＋＋），常规生化血糖、肾功能异常，临床初步诊断：高血压，糖尿病，糖尿病肾病。尿液有形成分分析：可见大量肾小管上皮细胞，而且出现大量颗粒管型、透明管型及少量蜡样管型，偶见宽大管型，提示肾小管坏死、肾实质损害。

荧光染色肾小管上皮细胞呈绿色荧光，颗粒管型呈黄色荧光，而且荧光强度较强，蜡样管型呈黄色荧光，荧光强度和颜色的差异有助于管型及细胞种类的鉴别。

【最终诊断】　高血压、糖尿病肾病。

三、泌尿系统肿瘤病例分析

【病史简介】　患者，男，65岁。主因"血尿3天"收入院。

【辅助检查】　尿干化学：PRO（＋）、BLD（＋＋＋）、LEU（＋）。尿液有形成分计数：RBC 7273.5个/μl，WBC78.6个/μl，小圆上皮细胞计数34.8个/μl。超声检查：膀胱壁粗糙。

【尿液细胞学检查】　尿液，淡红色、浑浊。显微镜检查：有核细胞易见，可见少量异型细胞（成堆分布，胞体偏大，胞质量少，核质比高，可见核仁）；红细胞大量（非肾性红细胞），未见结晶、管型及其他有形成分（图5-147～图5-150）。

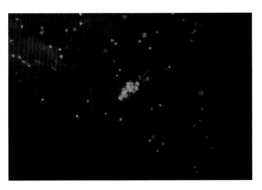

图5-147　肿瘤细胞（红箭所指），胞体偏大，成堆分布（荧光染色，200倍）

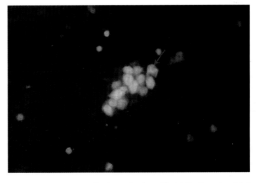

图5-148　肿瘤细胞（红箭所指），胞质量少，细胞核大，核质比高（荧光染色，400倍）

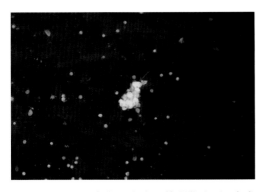

图5-149　肿瘤细胞（红箭所指），细胞成堆，呈强荧光表现（荧光染色，200倍）

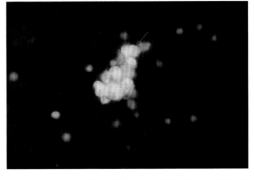

图5-150　肿瘤细胞（红箭所指），细胞质呈黄色荧光，细胞核呈橘红色荧光，核仁深染（荧光染色，400倍）

【**病例分析**】 该患者为老年男性，出现肉眼血尿，不排除泌尿系统肿瘤。尿液脱落细胞学检查有助于诊断，而且尿液标本容易获得，属于无创性检查，如发现肿瘤细胞，可给临床提供可靠的诊断依据。

荧光染色在尿液肿瘤细胞筛查方面有一定的优势，在低倍镜下观察，就可以发现异型细胞，该类细胞荧光强度较强，再用高倍镜或油镜观察，细胞结构更清晰。但该种染色技术受尿液pH、尿蛋白及制片的影响，必要时需结合其他染色方法综合判断。

【**最终诊断**】 膀胱癌（高级别尿路上皮癌）。

第六章

脑脊液荧光染色图例

第一节 概 述

一、脑脊液概念

脑脊液（cerebrospinal fluid，CSF）是存在于脑室及蛛网膜下腔的一种无色透明的特殊液体。正常成人的脑脊液总量约140ml。脑脊液通过不间断的产生、循环和回流，在人体内形成一种平衡体系，是血液与脑之间的屏障，同时也是其互相传递信息的桥梁。

脑脊液有重要的生理功能，包括保护其周边组织免受挤压；有效维持颅内压；为大脑提供营养并不断地排除新陈代谢产物；调节其周围组织细胞的内环境等。

由于脑脊液的重要性并且相对容易获得，近几年对其检测技术越来越完善，许多新的检测指标与技术应用于脑脊液的研究中，而脑脊液细胞学检测技术的不断进步及其辅助临床对中枢神经系统疾病诊断、治疗和预后监测的优势，被临床医生、检验人员及科研工作者所重视。通过脑脊液细胞数量比例的变化及细胞形态特征，结合其他相关指标综合分析，可以为临床提供重要的诊断依据。

二、脑脊液细胞形态学特点

正常脑脊液中细胞数较少，偶见淋巴细胞和单核细胞。当出现感染或出血时，中性粒细胞、淋巴细胞、单核细胞、吞噬细胞及红细胞可以出现不同程度的增多。中枢神经系统恶性疾病在脑脊液中可以查到肿瘤细胞或异型细胞，此类细胞形态各异，胞体大小不等，部分细胞质可见瘤状突起，核质比高，核偏位，核仁明显。此外，其他部分肿瘤细胞脑转移时，也可在脑脊液中发现转移性肿瘤细胞。

三、脑脊液细胞学检查的临床意义

由于脑脊液所在环境的解剖结构与生理功能的特殊性，脑脊液细胞学检查对中枢神经系统疾病，如病毒性、结核性、化脓性、真菌性或出血性脑膜炎，血液或实体肿瘤浸润、寄生虫感染等具有重要的诊断价值。脑脊液细胞学检查对疾病治疗、监测与预后有一定的指导意义。

AIE荧光染色有助于细胞的识别，特别是在鉴别良、恶性细胞方面优势明显，恶性细胞表现为强荧光，而良性细胞多为低荧光表现。此外，荧光染色有助于发现脑脊液中的细菌或真菌。

第二节　脑脊液细胞荧光染色

一、脑脊液非肿瘤细胞荧光染色

1.中性粒细胞（neutrophil）　正常脑脊液中无中性粒细胞，采样过程中可带入少量中性粒细胞，形态同外周血，多为中性分叶核粒细胞，胞体圆形或类圆形，细胞质呈绿色荧光，分叶核，呈橘红色（图6-1，图6-2）。脑脊液中性粒细胞增多提示存在炎症，常见于各种中枢神经系统感染，也可见于脑出血、蛛网膜下腔出血、颅脑外伤等。

2.淋巴细胞（lymphocyte）　正常脑脊液中有少量的淋巴细胞，该类细胞体积较小，胞质量少，呈绿色荧光，细胞核圆形，呈橘红色荧光（图6-3，图6-4）。淋巴细胞增多见于中枢神经系统感染或非特异性脑膜反应。

3.单核细胞（monocyte）　正常脑脊液中可有少量单核细胞，胞体圆形或不规则形，细胞膜不规整，可有凸起，细胞质荧光强度弱，可出现空泡（图6-5～图6-7）。单核细胞主要发挥免疫清除作用，其增多见于中枢神经系统感染性疾病、出血及肿瘤等。

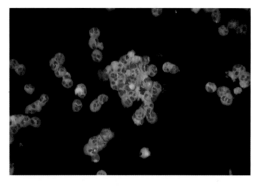

图6-1　中性粒细胞，数量明显增多，成堆分布，细胞质呈绿色荧光，细胞核呈橘色荧光，细胞整体荧光强度较低（荧光染色，400倍）

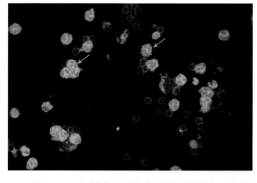

图6-2　中性粒细胞（蓝箭所指），直径12～15μm，分叶核（荧光染色，400倍）

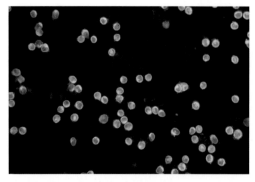

图6-3　淋巴细胞，细胞数量增多，散在分布，胞体大小一致（荧光染色，400倍）

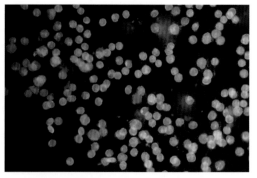

图6-4　淋巴细胞，胞体圆形，细胞质极少，核质比较高，细胞核呈橘红色荧光（荧光染色，400倍）

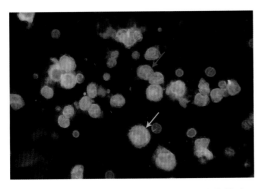

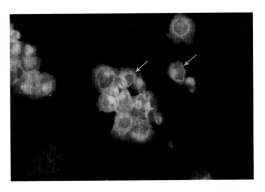

图6-5 单核细胞（蓝箭所指），胞体偏大，细胞质丰富，细胞核扭曲或折叠；中性粒细胞（红箭所指）（荧光染色，1000倍）

图6-6 单核细胞（蓝箭所指），胞体不规则，细胞质呈绿色荧光，细胞核不规则，呈橘红色荧光（荧光染色，1000倍）

4.吞噬细胞（phagocyte） 胞体大或巨大，细胞质丰富、有空泡，可吞噬细胞、细胞碎片或其他异物，荧光染色细胞质呈绿色荧光，细胞核常不规则，呈橘红色荧光（图6-8）。

5.红细胞（red blood cell，RBC） 正常脑脊液中无红细胞，出现红细胞提示各种原因引起的出血，如脑出血、蛛网膜下腔出血、腰椎穿刺损伤出血等。荧光染色时，红细胞无核，荧光强度较弱，呈绿色荧光（图6-9，图6-10）。

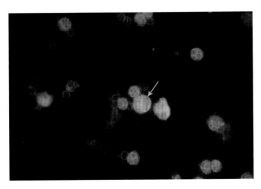

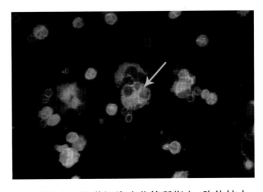

图6-7 单核细胞（蓝箭所指），胞体较中性粒细胞偏大，细胞质丰富（荧光染色，400倍）

图6-8 吞噬细胞（蓝箭所指），胞体较大，细胞质内可见吞噬的红细胞（荧光染色，400倍）

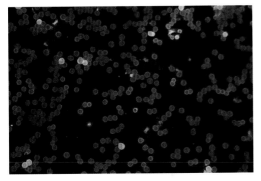

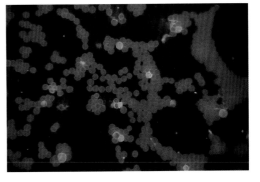

图6-9 红细胞，无细胞核，呈绿色荧光（荧光染色，400倍）

图6-10 红细胞，数量明显增多，荧光强度较低（荧光染色，400倍）

二、脑脊液肿瘤细胞荧光染色

　　脑脊液中肿瘤细胞种类丰富，形态多变，包括原发性肿瘤细胞和转移性肿瘤细胞。转移性肿瘤细胞以腺癌为主，该类细胞胞体大小不等，异型性明显，散在或成团分布，细胞质丰富，细胞核圆形或不规则，染色质厚重，核仁明显。该类细胞荧光强度较强，细胞质呈亮黄色荧光，细胞核呈橘红色，核仁深染（图6-11～图6-34）。

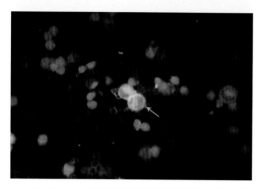

图6-11　肿瘤细胞（蓝箭所指），胞体偏大，细胞质丰富，呈亮黄色荧光，细胞核大、不规则，呈橘红色荧光（荧光染色，400倍）

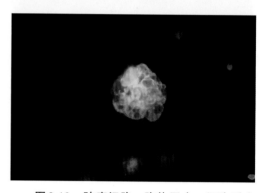

图6-12　肿瘤细胞，胞体巨大，细胞质丰富，细胞整体荧光强度较高（荧光染色，400倍）

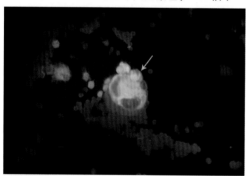

图6-13　肿瘤细胞（蓝箭所指），胞体大，细胞核大，核仁大而明显，具有肿瘤细胞基本特征（荧光染色，400倍）

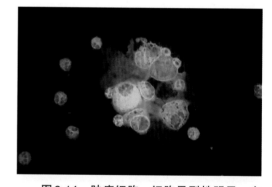

图6-14　肿瘤细胞，细胞异型性明显，有退化现象（荧光染色，400倍）

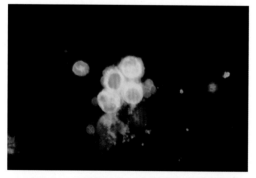

图6-15　肿瘤细胞，成堆分布，胞质量少，细胞核大，核质比高（荧光染色，400倍）

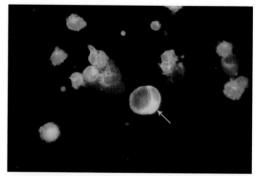

图6-16　肿瘤细胞（蓝箭所指），胞体偏大，细胞质内可见黏液空泡，细胞核被推挤向一侧，形成印戒样细胞（荧光染色，400倍）

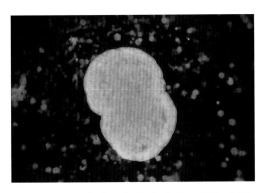

图6-17　肺腺癌细胞脑转移，细胞成团，外部轮廓光滑，结构不清，但荧光强度较强（荧光染色，200倍）

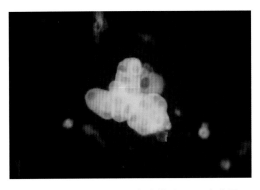

图6-18　肺腺癌细胞脑转移，细胞边界不清，细胞质丰富，荧光较强（荧光染色，400倍）

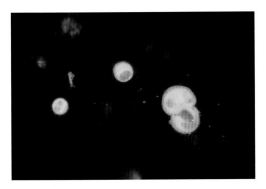

图6-19　肺腺癌细胞脑转移，细胞大小不一，部分细胞胞体巨大（荧光染色，400倍）

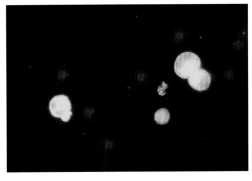

图6-20　肺腺癌细胞脑转移，细胞质丰富，荧光强度极强，细胞核大，呈橘红色荧光（荧光染色，400倍）

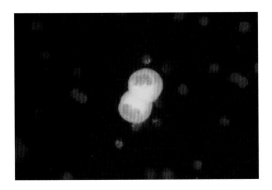

图6-21　肺腺癌细胞脑转移（荧光染色，400倍）

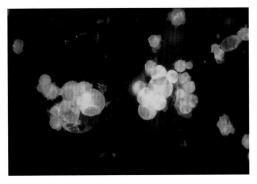

图6-22　肺腺癌细胞脑转移（荧光染色，400倍）

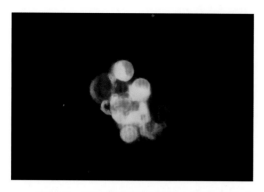

图6-23 肺腺癌细胞脑转移，细胞成堆分布，细胞质丰富，细胞核大（荧光染色，400倍）

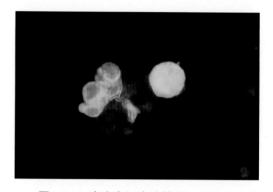

图6-24 肺腺癌细胞脑转移，细胞大小不一，细胞核较大（荧光染色，400倍）

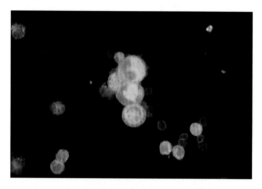

图6-25 胃癌细胞脑转移，胞体大，细胞质丰富，细胞核畸形（荧光染色，400倍）

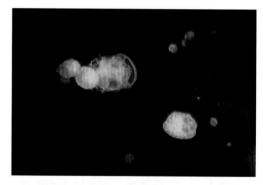

图6-26 胃癌细胞脑转移，细胞整体荧光强度极强（荧光染色，400倍）

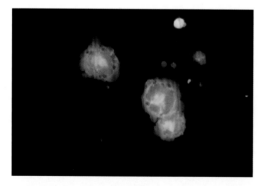

图6-27 胃癌细胞脑转移，胞体大，细胞质丰富，细胞核大，可见外溢的细胞质（荧光染色，400倍）

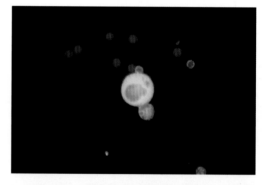

图6-28 胃癌细胞脑转移，胞体大，细胞质丰富，细胞核大（荧光染色，400倍）

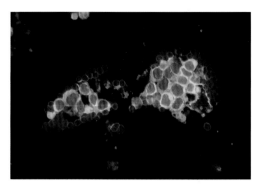

图6-29　髓母细胞瘤，细胞数量明显增多，胞质量少，细胞核大、畸形，无核仁（荧光染色，400倍）

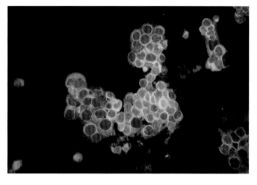

图6-30　髓母细胞瘤，核质比极高，胞质量少，荧光强度极高，细胞核橘红色（荧光染色，400倍）

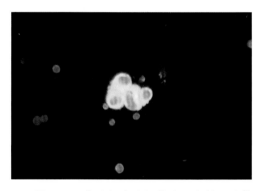

图6-31　生殖细胞瘤，荧光强度较强（荧光染色，400倍）

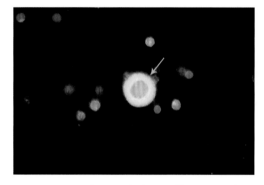

图6-32　生殖细胞瘤（蓝箭所指），胞体较大，细胞核大，细胞质丰富，呈亮黄色荧光，细胞核圆形，呈橘红色荧光（荧光染色，400倍）

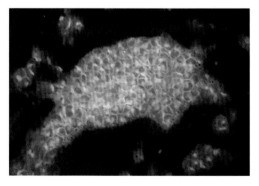

图6-33　原始淋巴细胞，细胞数量极度增多，胞质量少，细胞核大，核质比极高（荧光染色，400倍）

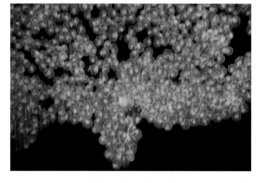

图6-34　原始淋巴细胞，胞质量少，核质比高（荧光染色，400倍）

　　中枢神经系统原发性肿瘤包括恶性程度较高的髓母细胞瘤、胶质瘤、生殖细胞瘤、室管膜瘤和脑膜瘤等；中枢神经系统转移性肿瘤以肺癌、乳腺癌、消化道腺癌、黑色素瘤为主；白血病及淋巴瘤等也可向中枢神经系统转移。

第三节　病例分析

一、胃癌脑转移病例

【病史简介】　患者，男，57岁。主因"头痛、头晕，一月余"收入院

【辅助检查】　头颅CT检查：①颅内柔脑膜密度广泛增高；②左侧小脑半球可疑性病变。

【脑脊液细胞学检查】　有核细胞易见，以淋巴细胞为主，可见少量异型细胞，该类细胞胞体偏大，胞质量少，强嗜碱性，细胞核大，核质比高，染色质厚重，依据细胞形态特征，考虑肿瘤细胞（图6-35～图6-38）。

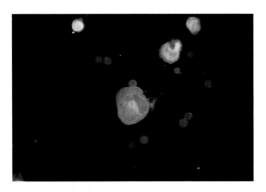

图6-35　肿瘤细胞，荧光染色，1000倍

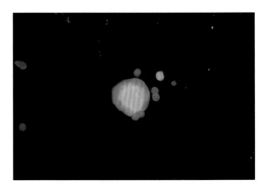

图6-36　肿瘤细胞，荧光染色，1000倍

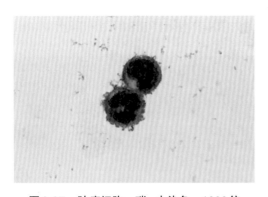

图6-37　肿瘤细胞，瑞-吉染色，1000倍

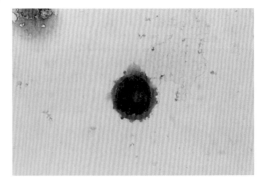

图6-38　肿瘤细胞，瑞-吉染色，1000倍

【病例分析】　该病例脑脊液有核细胞虽然较少，但可见少量体积偏大的细胞，该类细胞散在分布，胞质量少，胞核大，核质比高，染色质厚重，从细胞形态角度分析，考虑肿瘤细胞。荧光染色：该类细胞荧光强度较强，有助于肿瘤细胞的鉴别。

脑脊液可见各种形态的肿瘤细胞，荧光强度各不相同。转移性肿瘤细胞以腺癌细胞为主，而且荧光强度较强，易被发现。

【最终诊断】　胃腺癌脑转移。

二、肺癌脑转移病例分析

【病史简介】 患者，女，36岁，主因"间断性头晕头痛"收入院。

【辅助检查】 头颅MRI检查：提示颅内多发占位，考虑脑转移。

【脑脊液细胞学检查】 有核细胞易见，可见大量异型细胞，该类细胞胞体偏大，成堆或散在分布，细胞质丰富，荧光强度极高，呈亮黄色荧光，细胞核大，呈橘红色荧光，染色质厚重，依据细胞形态特征，考虑肿瘤细胞（图6-39～图6-42）。

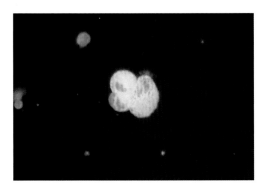

图6-39 肿瘤细胞，荧光染色，1000倍

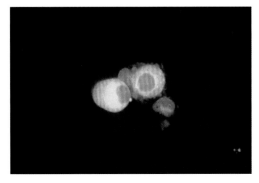

图6-40 肿瘤细胞，荧光染色，1000倍

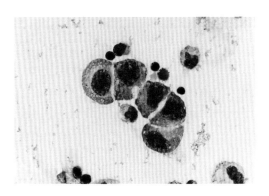

图6-41 肿瘤细胞，瑞-吉染色，1000倍

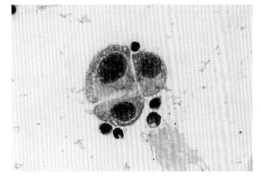

图6-42 肿瘤细胞，瑞-吉染色，1000倍

【病例分析】 肺癌细胞易出现脑转移，以腺癌细胞为主，脑脊液细胞学检查比较容易发现该类细胞，能够为疾病诊断提供及时、准确的诊断依据。

肺癌脑转移患者会出现头痛、头晕等症状，结合病史及细胞学检查，可以明确诊断。脑脊液转移性肿瘤除肺癌比较常见外，乳腺癌、消化道腺癌、黑色素瘤、白血病及淋巴瘤等也可向中枢神经系统转移。

【最终诊断】 肺癌脑转移。

三、髓母细胞瘤病例分析

【病史简介】 患者，女，5岁，主因"头痛头晕伴呕吐"收入院。

【**辅助检查**】　头颅MRI检查：①第四脑室占位性病变伴出血；②柔脑膜广泛播散转移灶，幕下为主；③幕上梗阻性脑积水并间质性脑水肿。

【**脑脊液细胞学检查**】　有核细胞增多，可见大量异型细胞，该类细胞胞体偏大，成堆分布，胞质量极少，荧光强度极高，呈亮黄色荧光，细胞核大，核质比极高，细胞核呈橘红色荧光，染色质厚重，无核仁或隐约可见，依据细胞形态特征，考虑肿瘤细胞（图6-43～图6-46）。

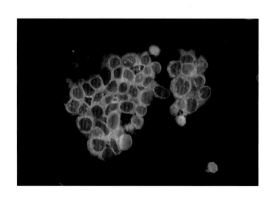

图6-43　肿瘤细胞，成堆分布，荧光染色，400倍

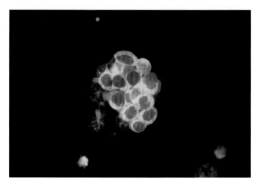

图6-44　肿瘤细胞，高核质比，胞质荧光强度极强，荧光染色，400倍

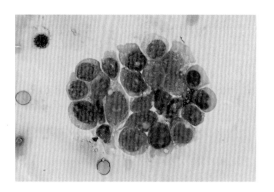

图6-45　肿瘤细胞，高核质比，瑞-吉染色，1000倍

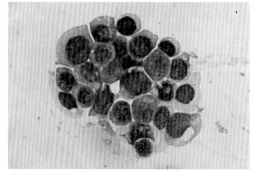

图6-46　肿瘤细胞，染色质厚重，核仁明显，瑞-吉染色，1000倍

【**病例分析**】　该病例可见大量异型细胞，依据细胞形态特征，可以明确为肿瘤细胞，但具体分型需要结合细胞特点、病史、临床症状及免疫组化分析进行确诊。

髓母细胞瘤为中枢神经系统恶性程度最高的神经上皮肿瘤，约占儿童脑肿瘤的25%，占整个颅后窝肿瘤的40%。髓母细胞瘤的临床表现主要为颅内压升高、小脑损害、脑神经受损、锥体束征等。患者还可出现小脑扁桃体下疝、病理性骨折、肝衰竭等并发症。

【**最终诊断**】　髓母细胞瘤。

参 考 文 献

［1］段爱军，吴茅，闫立志，2021. 体液细胞学图谱［M］. 长沙：湖南科学技术出版社.

［2］何俊瑛，孔繁元，郭力，2007. 临床脑脊液细胞学诊断［M］. 石家庄：河北科学技术出版社.

［3］尚红，王毓三，申子瑜，2015. 全国临床检验操作规程［M］. 4版. 北京：人民卫生出版社.

［4］王前，郑磊，孙德华，2021. 临床体液及排泄物形态学检查图谱［M］. 北京：科学出版社.

［5］吴茅，2018. 浆膜积液细胞图谱新解及病例分析［M］. 北京：人民卫生出版社.

［6］吴茅，周道银，许绍强，等，2020. 浆膜腔积液细胞形态学中国专家共识（2020）［J］. 现代检验医学杂志，35（06）.

［7］许绍强，2021. 脑脊液细胞学图谱及临床诊断思路［M］. 北京：人民卫生出版社.

［8］许绍强，周道银，吴茅，等，2020. 脑脊液细胞形态学检验中国专家共识（2020）［J］. 现代检验医学杂志，35（06）.

［9］闫立志，2019. 尿液有形成分图谱新解及病例分析［M］. 长沙：湖南科学技术出版社.

［10］周道银，吴茅，许绍强，等，2020. 支气管肺泡灌洗液细胞形态学检验中国专家共识（2020）［J］. 现代检验医学杂志，35（6）：5.

［11］Ali SZ，Cibas ZS，2012. Serous Cavity Fluid and Cerebrospinal Fluid Cytopathology［M］. Springer Science Business Media.

［12］Chen YC，Jacky W. Y. Lam，Ryan T. K. Kwok，et al，2019. Aggregation-induced emission：fundamental understanding and future developments［J］. Materials Horizons，6（3）：428-433.

［13］Fang M，Yang J，Li Z，2022. Light emission of organic luminogens：Generation，mechanism and application［J］. Progress in Materials Science，125100914.

［14］Guy Cox，2019. Fundamentals of Fluorescence Imaging［M］. Jenny Stanford Publishing Pte. Ltd.

［15］Hu F，Liu B，2016. Organelle-specific bioprobes based on fluorogens with aggregation-induced emission（AIE）characteristics［J］. Org Biomol Chem，14（42）：9931-9944.

［16］Johnson D，2010. The Molecular Probes® Handbook：A Guide to Fluorescent Probes and labeling Technologies［M］. Live Technologies Corporation.

［17］Mei J，Huang YH，Tian H，2018. Progress and Trends in AIE-Based Bioprobes：A Brief Overview［J］. ACS Appl Mater Interfaces，10（15）：12217-12261.

［18］Mei J，Leung NL，Kwok RT，et al，2015. Aggregation-Induced Emission：Together We Shine，United We Soar！［J］. Chem Rev，115（21）：11718-11940.

［19］Owen DM，Magenau A，Williamson D，et al，2012. The lipid raft hypothesis revisited-new insights on raft composition and function from super-resolution fluorescence microscopy［J］. BioEssays，34（9）：739-747.

［20］Reyes-Reyes A，Hou Z，van Mastrigt E，et al，2014. Multicomponent gas analysis using broadband quantum cascade laser spectroscopy［J］. Opt Express，22（15）：18299-18309.

［21］Stokes，GG，1852. Composition and resolution of streams of polarized light from multiple sources［J］. Trans Cambridge Philos Soc，9：399.

［22］Valeur B，Berberan-Santos MN，2012. Molecular Fluorescence：Principles and Applications［M］.

Wiley-VCH：Weinheim.

［23］Wallis DC，Soengas MS，2016. Understanding Tumor-Antigen Presentation in the New Era of Cancer Immunotherapy［J］. Curr Pharm Des，22（41）：6234-6250.

［24］Wang YF，Zhang T，Liang XJ，2016. Aggregation-Induced Emission：Lighting up Cells，Revealing Life!［J］. Small，12（47）：6451-6477.

［25］Xie Y，Li Z，2020. Approaching aggregated state chemistry accelerated by aggregation-induced emission ［J］. National Science Review，8（6）：a199.

［26］Yee C，Lizee GA，2017. Personalized Therapy：Tumor Antigen Discovery for Adoptive Cellular Therapy［J］. Cancer Journal，23（2）：144-148.

［27］Zhu CL，Kwok RT，Lam JW，et al，2018. Aggregation-Induced Emission：A Trailblazing Journey to the Field of Biomedicine［J］. ACS Applied Bio Materials，1（6）：1768-1786.